Gerhard Schumann

Parkinson
Leben mit der Pechkrankheit

Magic Buchverlag
Christine Praml

Einen besonderen Dank an meinen
Sohn Florian Schumann,
der das Foto für den Buchumschlag erstellte!

Magic Buchverlag im Internet:
www.magicbuchverlag.de

© 2012 by Magic Buchverlag Christine Praml

Herstellung: Magic Buchverlag Christine Praml
Umschlagfoto: Florian Schumann
Umschlaggestaltung: Gerhard Schumann
Bilder im Buch: Gerhard Schumann
Autorenfoto: Monika Wimmer Schumann
Satz: Jürgen Kierner
Druck: Schaltungsdienst Lange o.H.G., Berlin
Printed in Germany

ISBN-13: 978-3-936935-54-7

Inhalt

Lesenswertes Vorwort

Behinderung – ein Begriff mit vielen Facetten

Im Sozialgesetzbuch IX (dort: § 2 Abs. 1) wird Behinderung wie folgt definiert:

>»Menschen sind behindert, wenn ihre körperliche Funktion, geistige Fähigkeit oder seelische Gesundheit mit hoher Wahrscheinlichkeit länger als sechs Monate von dem für das Lebensalter typischen Zustand abweichen und daher ihre Teilhabe am Leben in der Gesellschaft beeinträchtigt ist. Sie sind von Behinderung bedroht, wenn die Beeinträchtigung zu erwarten ist und länger als 6 Monate besteht. Um als Mensch mit Behinderung anerkannt zu werden und einen entsprechenden Ausweis zu erhalten, ist ein Antrag beim zuständigen Versorgungsamt erforderlich (§ 69 SGB IX).«

Bei ihrer Definition von Behinderung unterscheidet die Weltgesundheitsorganisation (WHO) drei Begrifflichkeiten:

»Aufgrund einer Erkrankung, angeborenen Schädigung oder eines Unfalls als Ursache entsteht ein dauerhafter gesundheitlicher **Schaden**.

■ Der Schaden führt zu einer **funktionalen Beeinträchtigung** der Fähigkeiten und Aktivitäten
des Betroffenen.

■ Die **soziale Beeinträchtigung** (Handicap) ist
Folge des Schadens und äußert sich in persönlichen, familiären und gesellschaftlichen Konse-
quenzen.«

Quelle:

http://www.myhandicap.de/behinderung-handicap-definition.html

Im internationalen Rahmen gibt es also unzählige,
teilweise voneinander abweichende Definitionen
und Anschauungen, wann, wie und warum jemand
behindert sein kann. Natürlich gibt es, zumindest
bei uns in Deutschland, einen Katalog, der Behin-
derungen mit Prozentzahlen belegt. Fehlt jemandem ein Bein, dann bekommt er so und so viel
Prozent Schwerbehinderung zugesprochen. Glei-
ches gilt für geistige Behinderung und so weiter.

Auch ich habe so einen grünen Ausweis, der mir
eine Behinderung bescheinigt.

Eine fünfzigprozentige Schwerbehinderung.

Mal ehrlich, ist eine fünfzigprozentige Schwerbehinderung besser oder schlechter als eine hun-
dertprozentige »Leichtbehinderung«?

Na ja, sei's drum. Das ist nur ein Wortspiel, aber
jetzt mal ohne Wortwitz: Ist nicht jeder Mensch
auf seine eigene Art und Weise behindert?

Ist nicht, sagen wir mal eine in der Öffentlichkeit
stehende Persönlichkeit trotz ihrer Millionen auf

dem Konto auch behindert? Behindert in Ihrer Freiheit? Behindert in ihrer freien Entscheidung, wann sie was, wie und wo tun oder lassen kann? Und wie viel Prozent Schwerbehinderung sollte sie dafür bekommen? 20, 50 oder 100 Prozent?

Kann der »direkt Behinderte« doch jederzeit ins Kino gehen (oder rollen) und im Höchstfall an den Stufen im Eingangsbereich scheitern, so scheitert der oben genannte »indirekt Behinderte« vielleicht schon daran, sich erst überlegen zu müssen, wie er unerkannt das Kino erreichen kann, damit er nicht dauernd von irgendwelchen Fans belästigt wird.

Ich frage Sie: Wer ist nun mehr in seinem Leben »behindert«?

Natürlich würden die meisten »direkt Behinderten« ihre Behinderung lieber gegen ein dickes Bankkonto eintauschen. Zumindest vermute ich das.

Auf den ersten Blick ist es natürlich auch sehr verlockend. Aber ein dickes Bankkonto geht in der Regel auch mit vielen Problemen einher. Ich kenne einige dieser sogenannten »Promis«, die sicherlich genügend Geld auf ihrem Konto haben, teilweise recht persönlich. Wenn ich dabei eines von ihnen erfahren habe, dann das, dass genügend ihren »Promistatus« gerne wieder gegen ein »normales« Leben eintauschen würden. Ich unterstelle sogar, dass mindestens einer von ihnen lieber einen grünen Behindertenausweis anstelle des »Promistempels« hätte.

Wir können in der einschlägigen Presse ja fast täglich lesen, welcher der von uns so beneideten Prominenten an seinen uns nicht geläufigen Problemen oder besser seiner Lebensbehinderung zerbrochen ist. Rein subjektiv würde ich daher behaupten, dass die Lebenserwartung eines an »Prominenz« erkrankten Menschen geringer ist als die eines Parkinsonpatienten.

Einleitung

Ihr könnt mich Gerhard nennen. Ich bin kein Schriftsteller. Ich bin auch kein Fotograf. Ich bin nur ein Mensch, den die Umstände des Lebens wie ein Segel im Wind flattern lassen.

Diese Umstände haben einen Namen: »Morbus Parkinson«. Parkinson, die Pechkrankheit.

Man kann bis heute nicht gesichert sagen, was der Auslöser für diese Erkrankung ist. Es gibt einiges an Theorien, wie Umweltverschmutzung, Genmanipulation oder auch Strahlungen aller Art, zum Beispiel durch Mobiltelefone. Aber da ich weder ein Arzt noch ein Forscher bin, verkneife ich es mir hier, irgendwelche Thesen in die Welt zu setzten.

Was auch immer der Auslöser für meine Erkrankung ist, so gehe ich davon aus, dass ich es nie erfahren werde.

Daher spreche ich gerne von »der Pechkrankheit«.

Ich habe mir dieses Schicksal bestimmt nicht ausgesucht und noch dazu in so jungen Jahren. Aber es gibt auch ein Leben nach der Diagnose.

Mit diesem Buch möchte ich einen kleinen Teil meines Lebensweges aufzeigen. Vor allem aber möchte ich allen Betroffenen und Angehörigen Mut machen, nach vorne zu blicken, sich nicht unterkriegen zu lassen und die Krankheit anzunehmen. Auch wenn es oft sehr schwer ist.

In diesem Buch habe ich offen und schonungslos meine Gefühle, Probleme und Ängste aufgeschrieben. Ich habe ehrlich und fair mit »Parki« abgerechnet.

Ich kämpfe jeden Tag so gut es eben geht und bekomme so die Chance, zumindest ein Unentschieden herauszuholen.

Das ist, so glaube ich, auch meine Pflicht gegenüber allen, die mich lieb haben.

1. Kapitel Donnerstag

Es ist ein kühler Morgen an diesem Donnerstag im September 2010.

Der letzte Donnerstag vor dem Beginn des Oktoberfests. Wie jedes Jahr haben wir Plätze auf dem Oktoberfest reserviert. Wie jedes Jahr freue ich mich darauf. Doch dieses Jahr ist alles anders. Dieses Jahr ist viel geschehen. Dieses Jahr und die kommenden Jahre wird noch viel geschehen.

Ich stehe mit meinem Auto vor einer Privatklinik in München auf dem Parkplatz. Es ist 8.30 Uhr. Gefrühstückt habe ich wie immer zwei Tassen Kaffee und zwei Zigaretten. Doch dieser Morgen ist anders. Seit ich aufgestanden bin, habe ich das Gefühl, dass sich heute etwas in meinem Leben verändern wird. Ich mag keine Veränderungen, schon gar nicht, wenn ich die Folgen nicht abschätzen kann.

In 30 Minuten habe ich einen Termin bei Professor Dr. Nest, Facharzt für Neurologie.

Ich habe mir von meinem Hausarzt Dr. Hell sagen lassen, dass man ihn auch »den Papst der Parkis« nennt. Er soll der Topkenner dieser Krankheit sein, von der ich sehr wenig weiß und genau genommen auch gar nichts wissen will. Wozu auch? Parkinson, wer braucht das schon.

Zugegeben, natürlich habe ich vor meinem geistigen Auge den einen oder anderen bekannten Menschen, von dem man sagt, dass er Parkinson hat oder hatte. Da ist zum Beispiel Muhammad Ali, der beim Gehen fast einschläft und Bewegungen wie in Zeitlupe vollführt. Und es fällt mir auch ein alter Spruch ein, den ich gerne benutzt habe, wenn der verstorbene Papst im Fernsehen zu sehen war, der da lautet: Der Papst, er winkt von dem Balkon, er winkt gar nicht, hat Parkinson.

Göttliche Rache!, schießt es mir durch den Kopf. Ich verwerfe den Gedanken.

Doktor Hell hat mir den Termin beim »Parki-Papst« kurzfristig besorgt. Ironie des Schicksals, denke ich. Erst über den Papst witzeln und dann zum »Parki-Papst« gehen.

Doktor Hell ist immer sehr bemüht, seinen Patienten umfassend zu helfen. Ich finde, er ist ein guter Arzt. Weil er Professor Dr. Nest von einer Ärztetagung her kannte, hat das mit dem Termin auch innerhalb einer Woche geklappt. Ich wollte ja nicht, aber auf Wunsch meiner Frau Monika hat er mir den Termin besorgt.

Ich habe keine Angst, zu ihm in die Klinik zu gehen, doch es ist so ein komisches Gefühl in mir. Als würde man in ein Karussell einsteigen, mit dem noch niemand zuvor gefahren ist – und es kann keiner sagen, ob es Spaß macht oder möglicherweise gefährlich ist. Lebensgefährlich.

Gedankenfetzen schwirren in meinem Kopf herum. Kann es doch sein? Ich und Parkinson?

Das erste Mal mache ich mir wirklich ernsthafte Gedanken, was wäre wenn. Wie würde es werden? Wie würde mein, unser Leben weiter gehen?

Doch dann verwerfe ich die Gedanken sofort wieder. Eine Spur von Angst macht sich breit.

Nein!, beruhige ich mich selbst. Nein!, verdränge ich die Angst aus meinem Kopf.

Mein Hausarzt Dr. Hell hat mir doch gesagt, dass er nicht davon ausgeht, dass ich an Parkinson erkrankt bin. Ich bin doch noch viel zu jung dafür, hat er gesagt. Und außerdem bin ich ja Raucher und die Studie, die er vor einiger Zeit einmal gelesen hat, besagt, dass ich eher einen Sechser im Lotto, als unter diesen Vorzeichen Parkinson bekommen würde.

Unwillkürlich stecke ich mir eine Zigarette an. *Rauchen gefährdet Ihre Gesundheit* steht auf der Schachtel. Aber *schützt vor Parkinson* sollte da auch noch stehen, denke, nein besser hoffe ich.

Unruhe kommt in mir auf. Ich schaue zum zigsten Mal auf die Uhr. Noch 20 Minuten bis zu meinem Termin beim Herrn Professor. Ich versuche die innere Unruhe zu verdrängen. Es gelingt mir aber nur bedingt.

Ich gehe in Richtung Klinikeingang.

Meine Schritte werden langsamer, je näher ich der Klinik komme. Meine Unruhe versuche ich mit der nächsten Zigarette weg-zu-dampfen. Mein Puls schlägt jetzt schneller als noch vor zehn Minuten. Der Gedanke an das *Was wäre wenn?* sucht sich Platz in meinem Kopf.

Es ist schon komisch. Warum bin ich überhaupt hierhergekommen? Eigentlich habe ich doch keine Zeit für so etwas Sinnloses. Bringt doch auch nichts, versuche ich mir einzureden, um die negativen Gedanken zu verdrängen. Wieso soll ich eigentlich zum Arzt? Nur um mir bestätigen zu lassen, dass ich nicht krank bin? Nicht krank! Ich weiß es doch eigentlich jetzt schon. Ich verplempere hier doch nur meine Zeit und in der Arbeit bleibt alles liegen. Die brauchen mich doch da drin, sonst läuft der Laden nicht. Wie soll ich nur die verlorene Zeit wieder aufholen? Ich arbeite doch so schon rund 60 Stunden die Woche. Soll ich den Termin beim Professor einfach platzen lassen und lieber wieder zur Arbeit fahren? Ich merke, dass ich anfange schneller zu atmen. Auch spüre ich, dass sich meine innere Unruhe nun auch nach außen durchgearbeitet hat. Ich spüre, dass ich anfange zu schwitzen.

Na ja, um auf Nummer sicher zu gehen, soll er mich halt schnell mal anschauen. Und ich habe es ja auch Monika versprechen müssen, dass ich mir endlich mal eine abschließende Diagnose von einem Spezialisten einhole.

Mein Hausarzt Dr. Hell, sympathisch, nett und durchaus kompetent, was Standarderkrankungen angeht, doktert ja auch schon ein Jahr an mir herum und irgendwie wird es ja doch nicht besser mit den Symptomen.

Okay, das Zittern in meiner rechten Hand ist jetzt ziemlich häufig aufgetreten. Besonders wenn Monika und ich am Abend vor dem Fernseher sitzen und Händchenhalten. Genau genommen tritt das Zittern nur dann auf, wenn ich zur Ruhe komme und meine Hand bewegungslos daliegt. Bewegungslos?

Ja, das nervt jetzt schon ganz schön, die Zitterei. Und die Schmerzen in der Schulter und das Krampfen in meinem rechten Unterarm kommen auch immer wieder. Trotz der Behandlung auf Kalkschulter mit diversen Spritzen und Pillen.

Diese Unterarmspange, mit der man sich kurz unterhalb des Ellbogens den Arm abschnüren kann, hat auch irgendwie nichts gebracht. Doch kein Tennisarm, denke ich. Woher auch?

Und eine Nervenentzündung war es ja wohl auch nicht. Obwohl, die Messung der Nervenbahngeschwindigkeit hat gezeigt, dass die Nervenbahnen im rechten Arm langsamer sind als die im linken Arm. Also bestimmt doch eine Nervensache. Die Ärzte können ja auch nicht alles wissen.

Vielleicht habe ich es mit der Arbeit auch nur etwas übertrieben. Zu viel Büroarbeit. Zu viel am PC gesessen und stundenlang Mails gelesen und beantwortet. Und Sport mache ich ja auch nicht wirklich.

Abgesehen von einmal im Jahr eine Woche Ski fahren und im Sommer mit dem Fahrrad in den Biergarten radeln. Und nicht zuletzt der Stress und Ärger, den ich in der letzten Zeit hatte. Beruflich wie privat.

Nun stehe ich direkt vor dem Klinikeingang. Vor dem großen Steinportal. Vor dem alten Gebäude. Mit den dicken Mauern. Nervenklinik. Imposant. Beeindruckend. Beängstigend.

Bum, bum, bum!, klopft mir das Herz bis zum Hals. Ich habe das Gefühl, dass mein Rücken inzwischen pitschnass geschwitzt ist und mir der Schweiß bereits bis in die Unterhose läuft.

Das große Messingschild rechts neben dem Eingang wird wohl jeden Tag zweimal poliert, denke ich, um mich abzulenken.

Der etwas zu groß dimensionierte Türdrücker, wohl auch aus Messing, fühlt sich massiv an. Und kalt. Als wolle er mir zeigen, wie klein und unbedeutend ich bin. Ob wohl jeder diese Gedanken hat, der ihn in die Hand nimmt?

Ich drücke die schwere, große Holztür auf. Sie lässt sich in Anbetracht der Größe sehr leicht öffnen. Ein etwas kleineres Messingschild, auch auf Hochglanz poliert, weist mir den Weg. Mir ist ein wenig schlecht. Zu viele Zigaretten? Oder ist es doch einfach nur die Angst vor einer schlechten Nachricht?

Links soll ich gehen.

Der stumme Wegweiser. Wie in einem schlechten Film. Kurz bevor die Musik sich in schrille Töne verwandelt und den unwissenden Besucher zum Opfer eines geisteskranken Massenmörders werden lässt.

Ich spüre, wie sich mein Magen auf die Größe einer Walnuss zusammen zieht.

Aber warum nur?

Es gibt doch überhaupt keinen Grund dazu. Oder etwa doch?

Vorahnung?

Zögerlich klopfe ich an die Tür mit der Aufschrift:
EMPFANG PROF. DR. Nest

»Herein, bitte!«, dringt es durch die dunkle Holztür, die sich von den gekalkten weißen Wänden
wie die Pforte zu Hölle deutlich abhebt.

Ich öffne.

Freundlich lächelnd sitzt eine Dame hinter einem
kleinen Schreibtisch in dem geschmackvoll einge-
richteten Raum. Zivilkleidung. Kein weißer Kittel.
Keine Arzthelferuniform. Die Mittvierzigerin emp-
fängt mich freundlich. Sehr freundlich. Da merkt
man gleich, dass man in einer Privatklinik ist. Und
ich hier als Kassenpatient … Das wird bestimmt
sau teuer. Aber ich werde ruhiger. Mein Blutdruck
scheint sich wieder auf ein normales Niveau ein-
gependelt zu haben.

Meine Frau Monika hat gesagt: »Das können wir
uns schon leisten. Das wird schon nicht gleich die
Welt kosten, wenn der Professor mal einen Blick
auf dich wirft. Dann wissen wir es wenigstens genau, dass nichts ist!«

Etwas verlegen zücke ich meinen Geldbeutel und
suche die Krankenkassenkarte heraus, schiebe sie
über den Schreibtisch und warte. Die Mittvierzigerin blickt auf, lächelt milde. Damit können sie
hier leider nichts anfangen, die Rechnung würde
per Post kommen, bekomme ich freundlich, aber
bestimmt gesagt.

Nachdem ich ein Formular unterschrieben habe,
dass ich mit der Zusendung der Rechnung einver-
standen bin, bringt mich »Frau Empfangsdame«

in den Warteraum. Obwohl dieser genau gegenüber des Empfangsbereiches liegt, bringt sie mich dorthin und öffnet mir sogar die Tür. Als wolle sie verhindern, dass ich im letzten Moment doch noch schnell weglaufe. Ahnt sie es, dass ich nicht hier sein will, oder ist das einfach nur der Privatpatientenservice, den man sich hier fürstlich bezahlen lässt?

Ich muss warten. Aber elegant.

Ich sitze alleine in einem Raum und ich warte.

Sehr hoher Raum, nett eingerichtet. Zweisitzer Ledersofa, kleiner Tisch mit Zeitungen. Nicht die abgenudelten Kassenarztzeitschriften. Kein abgegriffener Lesezirkeleinband mit Flecken und Eselsohren.

Sehr beeindruckend, denke ich.

Sehr geschmackvoll.

Das wird teuer.

Hoffentlich ist es nicht Parkinson, denke ich.

Keine fünf Minuten später klopft es an der Tür. Ich sage unwillkürlich »Herein« und im gleichen Moment wundere ich mich über mich selbst, dass ich »Herein« sage. Ich bin so angespannt, dass ich nur noch aus dem Unterbewusstsein heraus reagiere. Ich glaube, würde jemand einen Eimer mit Farbe hereinbringen, dann würde ich spontan anfangen, das Zimmer zu streichen.

Die Tür geht auf.

Die Mittvierzigerin bittet mich freundlich mitzukommen, der Herr Professor hätte jetzt Zeit für mich. Ich lächle freundlich zurück und mache einen Verlegenheitswitz. »Es hat wohl irgendjemand die grünen Lesezirkeleinbände von den Zeitungen gestohlen«, sage ich und könnte mich im gleichen Moment auf die Zunge beißen. Wie blöd bin ich eigentlich?, denke ich.

Ich bekomme ein Lächeln ohne Kommentar zurück. Jetzt denkt sie bestimmt, dass ich ein Bauer bin, der noch nie in der Großstadt war. Ich ärgere mich über mich selbst.

Ich ertappe mich in letzter Zeit immer öfter, dass ich unpassende oder trottelige Witze mache. Aber eigentlich mache ich das ja oft und auch schon immer, beruhige ich mich selbst. Ich bin halt einfach ein lebensfroher, lustiger Mensch, der alles im Leben aus eigener Kraft geschafft hat. Immer. Jederzeit.

Bis jetzt! Sollte das bald Vergangenheit sein?

Daran wird die Untersuchung beim »Parki-Papst« auch nichts ändern, rede ich mir ein.

Oder? Selbstzweifel machen sich breit.

Ach was. Ich hatte noch nie einen Sechser im Lotto. Warum also ausgerechnet heute?

Ich betrete das Behandlungszimmer, wieder ging es über einen kurzen Flur, wieder war es eine große dunkelbraune Holztür. Wieder war da ein messingfarbenes Türschild. *PROF. DR. Nest* steht darauf.

Unwillkürlich muss ich lauter als angemessen lachen, als ich ein Skelett sehe, das an einem Ständer hängend mitten in diesem riesigen Behandlungszimmer baumelt.

Monika hatte mich seit einiger Zeit des Öfteren darauf hingewiesen, dass ich extrem laut lache und dass es ihr oft übertrieben vorkommt.

Der Professor folgt meinem Blick und erkennt sofort den Grund meiner übertriebenen Erheiterung: Skelett mit Zigarre im Mund. Er grinst mich an und sagt: »Das ist Paul.«

Ich bin verwirrt. »Paul?«, wiederhole ich fragend.

»Ja, Paul! Mein langjähriger Wegbegleiter. Er hat nie aufgehört zu rauchen und erinnert mich so daran, dass ich besser erst gar nicht damit anfange.«

Der Herr Professor. Ein Spaßvogel. Das gefällt mir. Dann kann es ja so schlimm nicht werden.

Ich lache wieder, schallend. Und diesmal fällt selbst mir auf, dass es wirklich etwas zu laut und zu übertrieben ist. Eigentlich lache ich nur aus Verlegenheit, weil mir das Thema Rauchen inzwischen unangenehm geworden ist. Raucher sind ja zwischenzeitlich so eine Art aussätzige, willensschwache Randgruppe, die vom Aussterben bedroht ist.

Das Wort *Aussterben* bleibt zäh in meinem Kopf kleben.

Er sieht gar nicht aus wie ein Professor, denke ich. Dunkelgraue Anzughose, dunkelgrünes Polohemd, schwarze, seidenmatt glänzende Lederschuhe und etwa Anfang 70. Eine sehr sympathische Erscheinung.

Er steht hinter seinem riesigen Schreibtisch auf, kommt auf mich zu, streckt mir zur Begrüßung die Hand entgegen und sagt: »Hallo Herr Schumann, na dann schauen wir mal, was mit Ihnen so los ist.«

Komisch, denke ich, warum strecken Ärzte einem immer die Hand entgegen? Haben die keine Angst vor Ansteckung? Und warum fühlt sich so eine Arzthand immer so vertraut an? So vertrauenswürdig?

Er ist über den Grund meines Kommens über ein Schreiben von meinem Hausarzt informiert. Darüber bin ich sehr froh. So muss ich nicht umständlich erklären, was meine Frau bereits ahnt und ich inzwischen, wenn ich ehrlich bin, befürchte.

Jetzt beginnt die Untersuchung.

Der Professor fordert mich auf, ich solle doch damit beginnen, um seinen Schreibtisch zu gehen.

Zuerst langsam.

Nach der zweiten Runde dann etwas schneller.

Nach der dritten Runde dann ruhig auch mal etwas zügiger.

Was ist denn das für eine Art von Untersuchung?, denke ich mir, sage aber nichts.

Jetzt solle ich mal schlendern, fordert er mich auf.

Er steht nur da wie angewurzelt und beobachtet mich dabei.

Ich fühle mich komisch und hoffe, dass es bald vorbei ist.

Warum soll ich eigentlich um seinen riesigen Schreibtisch gehen? Ich gehe doch ganz normal. Ich humple nicht, ich stolpere nicht.

Okay, mein rechter Arm schwingt nicht immer so richtig mit. Also zumindest nicht so sehr wie der linke, aber was heißt das schon?

Hoffentlich rechnet er nicht im Minutentakt ab, denke ich noch, sonst wird das ein teurer Spaziergang um den Schreibtisch.

Als ich meinen Marsch absolviert habe, bedankt er sich. Er kommt wieder auf mich zu und greift nach meinem linken Unterarm. »Die rechte Seite verhält sich komisch«, platzt es aus mir heraus, und um Zeit zu sparen, ziehe ich meinen linken Arm zurück.

Aber er lässt meinen linken Arm nicht los.

Er schaut mich an, lächelt, nickt und sagt: »Wir fangen mit dem hier an!«

Dann lockert er seinen Griff und fasst geradezu zärtlich mit seiner rechten Hand mein linkes Handgelenk und mit seiner linken Hand meinen Ellbogen.

»Locker lassen, bitte«, fordert er mich auf und ich entspanne die Muskeln meines linken Armes.

Langsam, behutsam, als würde er eine wertvolle Antiquität in seinen Händen halten, bewegt er meinen Unterarm auf und ab. Seine Hand hält dabei meinen Ellbogen. Zweimal, dreimal, viermal.

Er überprüft mein Gelenk, denke ich. Bestimmt ein gutes Zeichen, denke ich. Also doch nichts mit dem Kopf, denke ich. Na also, beruhige ich mich.

Ein einfaches »O.k.« kommt von ihm.

Er lächelt mich schon wieder so freundlich an. Ist das ein gutes Zeichen, was die Untersuchung angeht oder hat er bis jetzt einfach nur gut mit mir verdient?, frage ich mich im Stillen. Aber ich frage natürlich nicht. Ich will jetzt auch keine Witze machen.

Von einer Sekunde auf die andere fühle mich jetzt plötzlich wieder unsicher, fast beschissen.

Nun kommt der rechte Arm dran. Endlich, denke ich. Die Untersuchung läuft nach dem gleichen Schema ab.

Ich spüre keinen Unterschied. Die Bewegung, der Ablauf fühlt sich bei beiden Armen gleich an.

Also alles klar, denke ich und spüre zum einen eine gewisse Erleichterung und zum anderen aber auch eine gewisse Besorgnis. Wenn sich beide Abläufe für mich gleich anfühlen, wo kommen denn dann die Symptome her? Die Schmerzen? Das Zucken? Ist doch etwas mit meinem Kopf nicht in Ordnung?

»Zahnrad«, murmelt er und ich bin verwirrt.

Was Zahnrad? Was bedeutet jetzt Zahnrad? Ist das gut? Ist das schlecht? Er kann doch nicht einfach Zahnrad murmeln und sonst nichts dazu sagen. Er geht um seinen Schreibtisch und setzt sich.

Ich spüre Wut in mir, dass er nur ein Wort sagt und dann nichts mehr. Spinnt der?, denke ich und will etwas sagen. Weiß aber nicht was.

Er notiert einige Worte, ohne mich zu beachten, ohne auch nur ein weiteres Wort zu sagen. Ich stehe da, als würde ich auf den Bus warten und komme mir wie ein geprügelter Hund vor.

Was jetzt? War's das? War das die Untersuchung vom Herrn Professor?

Er gibt mir wortlos durch eine Handbewegung zu verstehen, ich solle mich auf den lederbezogenen Stuhl vor seinem Schreibtisch setzen.

Ich gehorche ebenso wortlos und setze mich. Meine Hände halten sich gegenseitig fest. Ich klemme sie zwischen meinen Schenkeln ein. Ich habe vor Angst zu zittern angefangen. Warum das so ist, weiß ich nicht.

Der Professor steht auf, geht um seinen großen Schreibtisch herum und bleibt neben mir stehen. Dann setzt er sich direkt neben mich auf seinen Schreibtisch. Das finde ich lässig. Echt cool, der Typ, denke ich. Setzt sich neben mich auf seinen Schreibtisch.

Wenigstens hat er keine »Ich bin was Besseres«-Anwandlungen.

Er schiebt mir ein leeres DIN-A4-Blatt und seinen offensichtlich teuren Kugelschreiber hin.

»Schreiben Sie doch bitte einmal Ihren Namen auf. In Ihrer üblichen, ganz normalen Handschrift. So, wie Sie es sonst auch machen würden. Einfach hier oben auf das Papier.«

Ich gehorche wieder wortlos.

»Und jetzt malen Sie bitte eine Kringel-Schnecke darunter. Fangen Sie außen an, so groß Sie wollen und werden Sie nach innen immer kleiner. Nehmen Sie sich Zeit dafür. So viel Sie wollen.«

Ich gehorche wieder, werfe aber, bevor ich mit der Kringel-Schnecke anfange, unwillkürlich einen prüfenden Blick auf meinen eben geschriebenen Namen.

Druckbuchstaben. Okay. Aber meine Schrift sieht komisch aus, irgendwie komisch. Krakelig? Schiefer Schriftverlauf? Wird nach hinten verlaufend immer kleiner? Hm, ist mir bisher noch gar nicht aufgefallen. Oder doch?

Ja, jetzt fällt es mir wieder ein, dass mich ein Kollege vor einiger Zeit angesprochen hatte, dass er meine Schrift echt schlecht lesen kann. Er hatte mich gefragt, ob ich nicht mal eine neue Brille bräuchte. Es fiel ihm auf, da wir uns angewöhnt hatten, keine »PC-SMS« über den PC zu schreiben, sondern bei Bedarf kleine handschriftliche Zettel an den PC zu kleben. Wir sind der Meinung, dass so etwas einfach persönlicher ist und haben ja auch unseren Spaß daran.

Die Krakelschrift war bestimmt ein Versehen im Eifer des Gefechts, denke ich. Oder? Vielleicht war ich auch nur unkonzentriert?

Aber warum? Warum sollte ich jetzt unkonzentriert gewesen sein?, frage ich mich selbst. Ich hatte doch keinen Stress, keinen Zeitdruck.

Also warum jetzt? Warum auch jetzt?

Ach was, jetzt bin ich halt nervös gewesen, bilde ich mir einfach schnell ein. Es sind ja auch keine Zeilen als Anhaltspunkt auf dem Papier. Passt schon. Hat doch bisher immer alles gepasst. Oder?

Dann beginne ich zu malen. Den ersten Kreis beginne ich schwungvoll, sodass er über das halbe Blatt verläuft.

Ein großer Kreis. Ein schöner Kreis. Ein gleichmäßiger Kreis.

Gut, denke ich.

Jetzt kleiner werden, befiehlt mein Gehirn meiner rechten Hand, ohne dass ich den Befehl denken muss.

Eben ganz normal.

Eben ganz einfach.

Eben ganz automatisch.

Na also! Geht doch, meldet mein Gehirn an mich zurück und ich verspüre das erste Mal an diesem Tag eine innere Befriedigung und ein Glücksgefühl, dass etwas auf Anhieb klappt.

Nächste Kurve, noch kleiner werden.

Na also. Läuft doch. Kann ja nicht so schlimm sein – die Malstunde, die Diagnose, die Krankheit. Mein Innerstes beginnt zu frohlocken.

Immer kleiner schlängelt sich meine Kringel-Schnecke wie befohlen in Richtung Kreismitte.

In Gedanken sehe ich schon die schönste Kringel-Schnecke der Welt vor mir und höre mich zu Monika sagen: »Schau mal, das habe ich heute in der Malstunde gemacht und hier ist die Rechnung.« Dann werden wir lachen und vielleicht gehen wir dann heute Abend schön essen und stoßen auf die unnötigen Sorgen an, die wir uns gemacht haben.

Ups, das war vorbei.

Da hat die Kringel-Schnecke doch glatt einen Schönheitsfehler bekommen. Kann ja mal passieren, dass man über die eigene Linie fährt. Nichts

Außergewöhnliches, denke ich. Und vielleicht kann unser Junior ja bei den Großeltern schlafen. Dann haben wir mal wieder richtig Zeit für uns, und ich glaube ...

Ups, schon wieder.

Hm.

Je kleiner, umso krakeliger wird die Linienführung, denke ich gerade noch, als ...

Ups, ups, ups, die Linien haben sich fast verselbständigt und meine Hand rauscht geradezu über das Blatt Papier, als würde ich mit dem Bollerwagen über ein Kopfsteinpflaster fahren.

Mist, denke ich und setze den Stift ab. Mein eben noch so freudig aufgebautes Kartenhaus von einem wunderschönen Kuschelabend fällt zusammen, als wäre es von einer Atombombe getroffen worden.

Ängstlich schaue ich den Professor an und würde am liebsten vor Wut, Verzweiflung und Vorahnung heulen.

Der Professor schaut freundlich zurück und ich schöpfe im selben Augenblick wieder Hoffnung auf ein »das kann ja mal passieren, ist nicht schlimm«. Doch er steht wortlos auf, geht um seinen riesigen Schreibtisch herum und nimmt auf der gegenüberliegenden Seite in seinem Ledersessel Platz.

Er schreibt für mich nicht lesbare Notizen auf das Blatt Papier mit meiner verunglückten Kringel-Schnecke und legt es in die Kartonakte ab. Das ist wohl jetzt meine Krankenakte.

Krankenakte?, schießt es mir durch den Kopf!

»Treffer«, sagt er und sein Blick wird etwas ernster, als er mir direkt ins Gesicht schaut. »Sie sind dabei«!

»Und das heißt?«, frage ich in einem frechen Unterton, als würde jetzt etwas Spaßiges kommen. Das ist jetzt meine einzige Möglichkeit, um nicht sofort in Tränen auszubrechen. Das gelingt mir meistens. Frechheit siegt, rede ich mir immer wieder ein.

»Morbus Parkinson! Ich bin mir sicher!«

Ich spüre, wie ich krampfhaft versuche die Aussage zuzuordnen. Den Begriff zu analysieren. Den Begriff zu verstehen. Es klingt, als ob ich krank bin. Jetzt bloß nicht heulen, noch ist nichts verloren! Unterdrück deine Panik, Gerhard, bete ich mir vor, du schaffst es!

Morbus Parkinson!? Was fange ich damit nur an?

Parkinson, ja, den Begriff kenne ich und ich kenne auch Menschen mit dieser Krankheit, bekannte Menschen, erinnere ich mich wieder.

Aber Morbus Parkinson? Ist das nun gut oder schlecht? Ich weiß es nicht! Ist das eine andere Form von Parkinson, vielleicht nur so eine Art Parkinson, die man durch eine Spritze ganz leicht heilen kann? Oder ist es vielleicht gar keine Krankheit, sondern nur so eine Art Schnupfen, der von ganz alleine vergeht?

Ich frage am besten nicht nach.

Doch ich will es jetzt wissen.

Ich stelle die Frage am besten mit der negativsten Variante, die mir gerade einfällt und freue mich dann umso mehr, wenn mich der Professor auslacht, weil ich Morbus Parkinson nicht kenne, beschließe ich meine Taktik:

»Bedeutet das, dass ich bald zappelnd im Rollstuhl sitze?«, frage ich schelmisch grinsend und hoffe auf die richtige Antwort vom Herrn Professor.

Er schaut mich etwas erstaunt an und antwortet dann mit: »Unwahrscheinlich! Nach dem jetzigen Stand der Wissenschaft sterben die Zellen sukzessive ab. Mit entsprechenden Medikamenten lässt sich das Absterben sogar hinauszögern.«

Ich atme auf. Ich wusste es! Ein Stein, nein, ein Bergmassiv fällt von mir ab.

»Ich bin mir ziemlich sicher, dass Sie noch sehr lange ein normales Leben führen können. Aber ich bin mir auch ziemlich sicher, dass Sie an Parkinson erkrankt sind. Die Symptome sind eindeutig. Dass Sie bereits jetzt, in Ihrem jungen Alter, erkranken ist natürlich für Sie persönlich tragisch. Auf der anderen Seite ist die Erkrankung in Ihrem Alter auch eine echte Chance für Sie. Ich will damit sagen, Sie haben Glück im Unglück. Sie müssen wissen, dass der Krankheitsverlauf in Ihrem Fall sehr wahrscheinlich recht langsam sein wird. An der Parkinsonerkrankung wird sehr viel geforscht. Das ist gut für Sie, da die Behandlungen immer besser werden und neue Medikamente auf den Markt kommen. Nicht zuletzt kann man die Symptome bereits jetzt sehr gut behandeln. Auch durch eine Gehirnoperation lässt sich heute schon wahnsinnig viel an Lebensqualität erzielen.

Aber keine Sorge, so weit sind Sie noch lange nicht. Bis Sie vielleicht irgendwann einmal so weit sind, dass die Auswirkung der Krankheit wirklich schlimm ist, haben Sie wirklich gute Chancen, dass die Medizin schon wieder einen großen Schritt weiter ist als heute und Ihnen dann bestimmt sehr gut geholfen werden kann. Ich kann Ihnen das nicht versprechen, aber wie ich Sie jetzt kennengelernt habe und Sie einschätze und wie sich das Krankheitsbild bei Ihnen darstellt, sind Sie erst am Anfang der Erkrankung. Ich will offen zu Ihnen sein. Sie haben gute Chancen, die Krankheit in den Griff zu bekommen. Sie werden Ihr Leben aber teilweise umstellen müssen, aber Sie werden nicht an der Krankheit sterben. Die Lebenserwartung bei Parkinsonpatienten ist nahezu die gleiche wie bei gesunden Menschen, aber, und das will ich Ihnen nicht verschweigen, Sie werden lernen müssen, mit gewissen Einschränkungen zu leben. Möglicherweise drastischen Einschränkungen!«

Also doch! Ich habe Parkinson. Nicht nur einen Schnupfen. Keine Spritze wird helfen. Na ja, aber es kann ja nicht so schlimm sein, wenn der Professor mir solche Hoffnung macht, beruhige ich mich selbst.

Forschung.

Weiterentwicklung.

Lange Zeit gut leben.

Nicht daran sterben.

Ohne weitere Späßchen zu machen, nehme ich die Diagnose zur Kenntnis.

Jetzt bloß nicht In Panik verfallen, denke ich.
Ich schaffe das schon!

»Okay, und wie geht es jetzt weiter?«, frage ich
den Professor mit eintöniger Stimme.

»Ich werde Dr. Hell einen Bericht zukommen lassen. Der wird Sie dann an einen Neurologen über-
weisen. Sie kommen ja bisher gut zurecht. Also
machen Sie sich nicht allzu viel Sorgen. Es ist
keine Krankheit, die sofort und auf den Schlag
ärztlich behandelt werden muss. Sie sollten aber
dennoch dranbleiben und auf jeden Fall mit einer
Therapie beginnen!«

So, jetzt weiß ich also Bescheid, denke ich und
bin auf der einen Seite stark verunsichert und auf
der anderen Seite erleichtert.

Verunsichert, weil ich jetzt weiß, dass ich krank
bin.

Erleichtert, weil ich jetzt weiß, dass ich nicht
sterbenskrank bin.

Ich verabschiede mich.

Vom Herrn Professor.

Von der Mittvierzigerin.

Von der Nervenklinik.

Richtung Parkplatz.

Als ich wieder bei meinem Auto bin, zünde ich
mir erst mal eine Zigarette an.

Eine Stunde war vergangen, seit ich mir die
letzte Zigarette angezündet habe. Eine Stunde
Nervenklinik. Eine Stunde beim Professor.

Egal. Jetzt weiß ich wenigstens Bescheid. Jetzt
kann ich was daraus machen. Jetzt kann ich auch

die richtige Antwort geben, wenn mich mal wieder einer fragt, ob ich gerne ein Bierchen zischen würde, damit das Zittern weggeht.

»Nein danke«, werde ich das nächste Mal sagen, »sonst verschütte ich es noch. Ich habe nämlich Parkinson«, und dann werde ich in ein dummes Gesicht schauen, weil mir keiner glauben wird. »Was? Parkinson?«, werden sie fragen. »Dafür bist du doch viel zu jung.« Und: »Erzähl keinen Unsinn, damit macht man keine Witze.« Aber es wird kein Witz sein, sondern die Wahrheit.

Ich muss grinsen, als ich mir die dummen Gesichter vorstelle und dann holt mich plötzlich die Realität wieder ein.

Scheiße, ich bin ja krank.

Unheilbar krank.

Dauerhaft krank.

Die Krankheit wird schlimmer werden im Laufe der Zeit, hat der »Parki-Papst« gesagt.

Gut behandelbar, okay. Aber dennoch nicht heilbar. Mit Einschränkungen leben, hat er gesagt. Möglicherweise mit massiven Einschränkungen.

Hat er alles gesagt? Hat er was verschwiegen? Warum soll ich aber in jedem Fall zu einem Neurologen gehen und mich »einstellen« lassen? Bin ich eine Maschine?

Droht sonst ein Motorschaden?

Motor Gehirn?

Motor Herz?

Ist es doch schlimmer, als ich glauben will oder schlimmer, als der Herr Professor mir verraten hat?

Also, wenn es akut wäre, lebensbedrohlich, hätte er es bestimmt anders gesagt, rede ich mir ein.

Ich beschließe, den neuen ständigen Begleiter spontan »Parki« zu nennen. »Parki«, das klingt nicht bedrohlich. »Parki«, das kann jeder sein. »Parki«, das klingt nicht unbedingt nach Krankheit. Und ohne es zu merken, war das der erste Schritt, meinen »Parki« zu verdrängen. In die Ecke zu stellen und am besten nicht zu beachten.

Aber »Parki« lässt sich nicht in die Ecke stellen. »Parki« meldet sich, wann immer er will. Manchmal spielt er mit dir. Manchmal gaukelt er dir vor, friedlich und freundlich zu sein, um dann ganz unverhofft wieder zutage zu treten. Und manchmal wird er auf deiner Schulter sitzen, ohne dass du ihn bemerkst. Aber er wird nie wieder gehen.

Und dieses Pech, einen solchen Freund zu haben, darf man nie vergessen. Denn wenn man es tut, rächt er sich. Aber das würde ich erst später merken.

Noch immer stehe ich neben meinem Auto, auf dem Parkplatz, vor der Klinik mit dem Messingschild am Eingang.

Es hat begonnen zu regnen. Komisch, denke ich, ausgerechnet jetzt.

Jetzt, wo die Sonne scheinen sollte und mir zurufen müsste: »Kopf hoch! Du hast immer alles geschafft! Du kannst es auch weiterhin schaffen! Lass dich nicht unterkriegen!«

Und der Regen, der auf mein Gesicht fällt, vermischt sich unbemerkt mit meinen Tränen, die jetzt angefangen haben zu laufen und zu laufen und zu laufen. Tränen der Wut.

Schreckliche Wut steigt in mir auf. Was habe ich getan, was habe ich verbrochen, dass diese unheilbare Krankheit gerade mich erwischt? Gerade jetzt.

Diese Tränen, sie zeigen meine Angst.

Schreckliche Angst. Die Angst erobert meine Gedanken und steigt in mir auf. Wie wird es weitergehen? Kann ich weiterarbeiten? Wann wird es schlimmer werden? Werde ich ein Krüppel?

Ich steige in mein Auto.

Ich nehme das Telefon in die Hand.

Ich wähle die Nummer von Monika im Büro. Inzwischen ist es 10.30 Uhr.

Eine halbe Stunde ist also vergangen, seit ich die Klinik verlassen habe.

Dreißig Minuten.

Wie viele Zellen sind in diesen 30 Minuten abgestorben? Eine? Zehn? Hundert? Wer kann sie zählen? Wer will sie zählen?

Was, wenn jetzt keine mehr da sind? Was, wenn sich der Herr Professor doch getäuscht hat? Oder vielleicht haben die Zellen einfach aufgehört abzusterben.

Ab-zu-sterben ...!

Ab zum Sterben?

Ab und zu sterben?

Ab wann stirbt man? Stirbt man nicht jeden Tag ein Stückchen? Warum stirbt ein Teil meiner Gehirnmasse schneller als vorgesehen? Sterben andere Teile an mir jetzt auch schneller? Sterbe ich schneller? Sterbe ich jetzt?

Das Telefon auf der anderen Seite der Leitung klingelt. Monika kennt meine Handynummer. Ich weiß, sie hat auf meinen Anruf gewartet. Ich höre, dass es nur zweimal klingelt und dann: »Ja?« Ihre Stimme sagt mir sofort, dass sie es geahnt hat, was ich ihr gleich sagen werde.

Ich zögere.

Dann versuche ich etwas zu sagen. Meine Kehle bringt aber keinen Ton heraus, keinen, überhaupt keinen, nicht mal ein Schluchzen. Meine Tränen laufen mir erneut über das Gesicht wie kleine Bäche. Wieder verspüre ich diese Angst, diese Wut. Aber jetzt mischt sich noch eine Portion Scham darunter und ich wundere mich auch, wie es möglich ist, so viel und so lange zu weinen. Leer weinen. Geht das? Meine Augen beginnen zu brennen und ich will gar nicht sehen, wie rot meine Augen inzwischen sind von der Heulerei. Meine Stirn, mein Gesicht, ja bis hinunter zum Nacken ist jeder Muskel angespannt, verkrampft, schmerzt. So kenne ich mich nicht. Hilflos. Haltlos. Grenzenlos.

Das letzte Mal habe ich vor einigen Jahren bei der Beerdigung meiner über alles geliebten Oma geweint. Und plötzlich muss ich an sie denken. Meine Oma. Gestorben. Meine Gehirnzellen sterben auch, denke ich. Muss ich jetzt auch sterben?

Wie oft werde ich mir diese Fragen noch stellen? Wie oft noch? Wie oft kann ich auf eine Antwort hoffen? Kann ich überhaupt auf eine Antwort hoffen? Welche Antwort eigentlich? Die Antwort auf die Frage, wann die letzte Zelle gestorben sein wird, oder was? Die Antwort auf die Frage, wann ich sterben werde? Bin ich vielleicht schon tot und merke es nur nicht?

»Schatz! Was ist?«, höre ich aus der Entfernung wie durch einen undurchdringlichen Nebel.

Das Telefon ist mir in den Schoß gefallen, ohne dass ich es bemerkt habe.

Ich sitze im Auto, der Regen prasselt gegen die Windschutzscheibe und ich heule immer noch.

Ohne einen Laut.

Ohne ein Geräusch von mir zu geben.

Stumm.

Alleine.

Zerstört in meinem Glauben, auch in der Zukunft alles schaffen zu können.

Ha, wo ist das übertrieben laute Lachen.

Wo ist der Mut, der Kampfgeist, das »Ich schaffe alles«-Gefühl?

Das »niemals aufgeben«.

Das »immer nach vorne schauen«.

Das »Weitermachen«.

Wo ist der Gerhard, der noch vor einer guten Stunde gelebt hat?

Weg!

»Hallo?! Gerhard? Bis du noch dran? Hallo?«, klingt es aus dem Mobiltelefon.

Ein lauter Schluchzer entfährt mir und ich nehme das Telefon aus meinem Schoß und halte es wieder an mein Ohr.

»Treffer!«, sage ich und grinse mich jetzt selbst im Rückspiegel an, um mir Mut zu machen. Der Versuch, meine Stimme zuversichtlich klingen zu lassen, gelingt mir mehr schlecht als recht.

Wie auch? Wenn einem die Verzweiflung geradezu aus den roten, verheulten Augen springt.

Wie soll ein verwundetes Tier lustig, zuversichtlich, selbstsicher durch die Wildnis laufen, wenn es jeden Moment damit rechnen muss, dass hinter dem nächsten Baum das Ende wartet. Es wird verzweifelt sein und versuchen, irgendwo Schutz zu suchen. Verbündete. Hilfe.

Hilflos versuche ich, Kraft in meine Stimme zu bekommen. Der starke Gerhard, zumindest die Stimme soll danach klingen, wenn ich schon zerstört aussehe.

Stark will ich klingen. Ich brauche keine Hilfe! Ich brauche keine Unterstützung! Die anderen brauchen meine Unterstützung und Hilfe, denn ich bin ja der starke Gerhard, der Helfer, der Unterstützer, der Mann, der alles kann.

»Ich habe es gewusst«, sagt sie leise und ihre Stimme verrät mir, dass auch sie weint.

»Lässt sich gut behandeln«, höre ich mich selbst wie durch ein Megafon brüllen, »und in 30 bis 40 Jahren, wenn es schlimmer wird, bekomme ich eine Gehirnsonde eingepflanzt. Dann sehe ich zwar aus wie ein Teletubbie, aber das stört ja dann nicht mehr!«

»Ich liebe dich auch als Teletubbie. Wir halten zusammen. Wir kriegen das hin.«

»Mach dir keine Sorgen«, sage ich und weiß, dass es der Mut der Verzweiflung ist, der aus mir spricht, »der Professor sagt, das wird schon werden!« Ich bin über mich selbst erstaunt, welche Zuversicht ich in meine Stimme gemogelt habe. Das wäre einen Oskar wert gewesen.

»Wir reden heute Abend weiter. Ich kann jetzt nicht so sprechen, wie ich will. Vergiss nicht dass ich dich liebe. Pass auf dich auf!«

Klick!

Wow, denke ich, nachdem das Gespräch beendet ist. Ich kann noch stark sein und alles schaffen. Jetzt nicht klein beigeben. Ich schaffe auch das. Vielleicht brauche ich irgendwann ein klein wenig Unterstützung. Aber jetzt kann ich es schaffen. Sie hilft mir, wenn ich es nicht mehr alleine hinbekomme. Gemeinsam haben wir schon so vieles geschafft und auch schon so manches Tal durchwandert und das schaffen wir auch. Und ich liebe sie!

Ich sitze noch einige Zeit im Auto. Es hat aufgehört zu regnen. Ein gutes Zeichen, denke ich. So wie es aufgehört hat zu regnen und die Sonne zurückkommt, so werde ich auch die Krankheit besiegen und meine Kraft und Zuversicht zurückbekommen, rede ich mir ein.

Einige Leute gehen über den Parkplatz zu ihren Autos und kommen an meinem Auto vorüber. Sie schauen zu mir. Ob sie sehen, dass ich geheult habe? Ob sie sehen, dass ich krank bin?

Unheilbar krank.

2. Kapitel Die Offenbarung

Nach dem Telefonat fahre ich auf direktem Weg zu meinem Arzt Dr. Hell. Der schreibt mich ohne zu zögern sofort für zwei Wochen krank – arbeitsunfähig wegen psychischer Belastung. Er meint die psychische Belastung sei sehr groß für mich und ich solle mir auf jeden Fall die Zeit nehmen, mich mit der Krankheit und dessen möglichen Folgen vertraut zu machen. Er rät mir aber ab, mich zu sehr von Internetforen verrückt machen zu lassen, da jeder Krankheitsverlauf anders wäre und er schon von verschiedenen Seiten gehört habe, dass man sich sehr schnell verstrickt und dann nicht mehr objektiv an die Krankheit herangehen kann.

Ich befolge seinen Rat und informiere mich über das Internet nur ganz allgemein, was es so für Informationen über Forschung und Fortschritte gibt.

Für den darauffolgenden Sonntag sind wir mit meinen Eltern zum Mittagessen verabredet. Wir sind bei meinen Eltern zu Hause und ich habe ein flaues Gefühl im Magen und eigentlich gar keinen Hunger mehr, als ich die Wohnung betrete.

Ich weiß nun seit drei Tagen, dass ich unheilbar krank bin.

Meine Eltern wissen nichts davon und haben es, so dachte ich zumindest bis dahin, auch sicherlich nicht geahnt. Warum hätte ich sie auch im Vorfeld beunruhigen sollen, solange keine definitive Diagnose feststand?

Natürlich wissen sie, dass ich Probleme mit dem rechten Arm habe und auf Kalkschulter und Tennisarm behandelt werde. Das Zucken meiner Hand hatte ich bis dato soweit es ging vor ihnen versteckt oder es mit Witzchen überspielt.

Als das Essen aufgetischt wird, merke ich, wie mir richtig schlecht wird, und da halte ich es einfach nicht mehr aus.

»Ich muss euch was sagen! Ich habe Parkinson!«, platzt es aus mir heraus, ohne dabei meine Eltern ansehen zu können. Ich habe einfach Angst, dass ich wieder weinen muss und so versuche ich durch die Vermeidung des Blickkontakts auch die Tränen zu unterdrücken. Ich weiß gar nicht, warum ich immer weinen muss, wenn ich Menschen, die mir viel bedeuten, die Diagnose mitteile. Aber wahrscheinlich ist das die eigene Angst vor der Zukunft und auch ein wenig Selbstmittleid.

Nachdem der Satz gefallen ist, scheint für einige Sekunden die Zeit stillzustehen. Dann blicke ich auf und sehe in die Gesichter meiner Eltern. Da ist zu meiner Überraschung kein Ausdruck von Entsetzen zu erkennen. Nicht dass ich mir das gewünscht hätte, aber ich habe es erwartet.

Allerdings wusste ich nicht, dass meine Eltern sich bereits mit der Krankheit Parkinson auseinandergesetzt hatten. Meine Eltern sind sehr gute Beobachter. Und sie können sehr gut kombinieren und hatten offensichtlich schon länger einen Verdacht gehabt. Doch sie haben nie mit mir darüber geredet. Sie haben so wie ich gedacht und wollten keine voreiligen Schlüsse ziehen, die mich mögllcherweise beängstigen.

»Ach nein, das glauben wir nicht!«, kommt da auch prompt die Antwort meiner Mutter. »Lass dich von mindestens zwei, besser drei Ärzten unabhängig voneinander untersuchen.«

»Ich war beim Arzt. Bei dem besten Parkinsonprofessor, den es weit und breit gibt.« Sage ich, wohl wissend, dass diese Antwort von meinen Eltern auf keinen Fall akzeptiert wird.

»Lass dich doch zur Sicherheit noch mal untersuchen!«, sagt nun auch mein Vater mit tröstender Stimme und in einer Art, die ich so nur von ihm kenne, wenn irgendetwas passiert, auf das er keinen Einfluss hat und das ihm sozusagen an die Nieren geht.

»Vielleicht ist es eine Fehldiagnose!«, sagt meine Mutter bestimmend. »Ich habe da was im Internet gelesen ...«

Mir stockt der Atem! Wieso haben meine Eltern darüber etwas im Internet gelesen? Haben sie doch etwas geahnt?

In diesem Moment werde ich sehr wütend, weil ich mich von meinen Eltern hintergangen fühle. Aber dazu gibt es genau genommen keinen Grund. Sie haben nichts anderes gemacht als ich selbst. Doch das will ich mir jetzt nicht eingestehen.

Gereizt sage ich daher nochmals: »Ich habe Parkinson!«

Worauf meine Mutter etwas trotzig reagiert: »So schnell glauben wir das nicht, weil ...«

Mit Nachdruck, und ich glaube, es klang nicht sehr freundlich, platzt es dann förmlich aus mir heraus: »I C H H A B E P A R K I N S O N !

Akzeptiert es doch endlich, ich muss es auch!«

Der weitere Verlauf der Unterhaltung ist an dieser Stelle Nebensache.

Aber viel interessanter ist, dass ich dieses Verhalten – und ich meine damit diese Ungläubigkeit, dass ich nun chronisch krank bin – von nahezu allen Seiten, ja, ich muss es leider so sagen, »ertragen« muss.

Meine Eltern, selbst noch sehr aktiv und voll im Leben stehend, wollen es nicht wahrhaben, obwohl sie es ja bereits geahnt haben. Nein, sie können es einfach nicht akzeptieren.

Alles und jedes ist recht, die Diagnose infrage zu stellen. Jeder Zeitungsbericht wird von nun an ausgeschnitten, jedes Internetforum durchsucht und jeder, der in irgendeiner Art und Weise mit der Krankheit konfrontiert war, wird zum Thema befragt.

Der gute Wille ist zu erkennen und ich weiß sehr wohl, dass meine Eltern es nur gut meinen, aber es belastet mich.

Und so musste der Tag kommen, an dem ich darum bat, keine Zeitungsartikel und Internetinformationen mehr zu sammeln.

Der Rest meiner Verwandtschaft und engen Bekanntschaft ist betroffen bis erschüttert, als sie von meiner Krankheit erfahren. Unterstützung erhalte ich von allen gleichermaßen, obwohl das

Thema Parkinson jetzt, nach zwei Jahren, eigentlich schon wieder Normalität geworden ist.

Darüber bin ich auch sehr dankbar.

Es ist wunderschön, eine Familie zu haben und es ist auch schön, diese große Anteilnahme zu erfahren. Ich möchte aber aus meiner Erfahrung heraus allen Betroffenen raten, klare Grenzen zu ziehen. Aus falsch verstandenem Mitgefühl neigen viele dazu, immer und immer wieder den Finger in die Wunde »chronisch krank« zu legen.

Es ist mir zwar sehr schwergefallen, STOPP zu sagen, aber es hat meine Beziehung zur Familie wieder verbessert.

Die Familie muss nicht immer nachfragen, wie es mir geht, ob die Therapie anschlägt, ob ich die Medikamente vertrage. Die Familie muss nicht immer die neuesten Forschungsergebnisse sofort per Mail verschicken.

Nehmt euch und der Familie den Druck und die Verpflichtung, immer etwas für oder besser gegen die Krankheit tun zu müssen.

WIR, die Betroffenen, können uns, zumindest kann ich das für mich behaupten, ganz gut um uns selbst kümmern. Zumindest noch. Nach zwei Wochen Auszeit gehe ich dann wieder zur Arbeit.

Wir haben Oktober 2010 und ich fühle mich wieder ganz gut. Psychisch wie körperlich habe ich den Eindruck, stabil zu sein.

Von meinem Neurologen habe ich die ersten Tabletten bekommen. Das Zittern und die Schmerzen haben bereits ein wenig nachgelassen.

Doch ich leide! Nicht bewusst und auch nicht primär an der Krankheit, sondern an der Tatsache, dass ich überhaupt krank bin, was ich bis dahin nicht kannte. Mal abgesehen von einer Grippe bin ich soweit immer gesund gewesen.

Und damit haben meine Probleme auch erst richtig begonnen. Ich habe die Krankheit und die damit verbundenen Veränderungen unbewusst verdrängt. Ich habe mir keine Zeit genommen, zu leiden und die Krankheit zu verarbeiten, was sich später noch als großer Fehler herausstellen soll.

3. Kapitel Die Arbeit

Der offene Umgang, den ich ab dem ersten Tag, an dem ich wieder zur Arbeit ging, lebte, erlaubt mir wenigstens, dass ich mehr oder weniger offen zittern »darf«. Denn meine rechte Hand hat in der Zwischenzeit ein Eigenleben entfaltet …

Das »Händchenhaltenzittern« hat sich, möglicherweise durch die Tabletten, binnen zwei Wochen in ein »spontanes Zittern, wann immer es will« verwandelt.

Und so zittere ich oft »fröhlich« vor mich hin. Aber nicht nur äußerlich. Auch innerlich entsteht ein Zittern, ein Beben, das oft schlimmer ist, als die offensichtlichen Anzeichen meiner Erkrankung. Der Grund hierfür ist rückblickend für mich ebenfalls offensichtlich.

Trotz oder gerade weil ich so offen mit der Krankheit umgehe, entwickelt sich in mir auch so eine Art Schamgefühl. Auch wenn es keinen Grund dafür gibt, sich für eine Krankheit zu schämen, für die man überhaupt nichts kann, so ist es dennoch immer wieder belastend, heimliche Blicke von anderen Menschen aufzuschnappen.

Zum Beispiel sitze ich mit einigen Kollegen und Kunden in einer Besprechung und alle hören konzentriert dem Referenten zu. Plötzlich fängt meine auf dem Tisch liegende Hand an zu zittern, was besonders peinlich ist, wenn dabei der Ehering gegen die Tischplatte schlägt.

Oder bei der Begrüßung fängt die ausgestreckte rechte Hand an zu zittern. Welcher Kunde greift da schon gerne zu und freut sich auf ein entspanntes Gespräch?

Und um es gleich vorwegzunehmen: Es ist kein tolles oder sogar befriedigendes Erlebnis, jemandem ins Gesicht zu sagen: »Ich habe Parkinson.«

Was ist nämlich, wenn der andere, der gerade noch auf meine Kosten den »Alkispruch« rausgehauen hat, gar keine Ahnung hat, was Parkinson genau ist?

»Parkinson? Das ist doch, wovon man so ein Botoxgesicht bekommt, oder? Und langsam wird, oder? Wer hat das doch gleich wieder? Der Boxer Ali, und hat der Kabarettist Otti Fischer nicht auch so etwas? Schon, oder?«

In solchen Situationen wird mir immer wieder klar, dass es sehr viele Menschen gibt, die sich, so wie ich auch bis vor Kurzem, in keinster Weise mit der Erkrankung auskennen.

Also heißt es, Taktik verbessern und noch aktiver werden, die Krankheit kundzutun und gleich mit ein oder zwei Sätzen kurz zu erklären, worum es sich bei Parkinson handelt.

Und was soll ich sagen? Es hat geholfen. Und es entstand oftmals echtes Interesse, mehr über die Krankheit erfahren zu wollen. Über die Krankheit der 1000 Gesichter. Und das tat mir sehr gut.

4. Kapitel Der Zusammenbruch

Im Laufe der folgenden vier bis sechs Wochen finden mein Neurologe und ich gemeinsam eine ganz
vernünftige Medikamentation, die eine Verbesse-
rung meiner Symptome bewirkt. Dennoch bin ich
krank. Chronisch krank. Unheilbar krank.

Aber die wenigste Zeit denke ich daran. Ich gehe
weiter wie bisher zur Arbeit, feiere vielleicht ein
bisschen mehr und ein bisschen intensiver und
glaube, dass jetzt alles wieder soweit okay ist.

Ich lebe!, rede ich mir immer wieder ein. Und:

Das Leben ist schön!

Ich kann arbeiten wie immer.

Ich habe Spaß.

Nichts kann mich mehr umhauen.

Krank?

Ich?

Nein, ich zittere doch nur ein wenig.

Aber eigentlich kann man das auch vernachläs-
sigen. Zittern, pah, das tun viele.

Ich bin doch nicht krank!

Doch der Kollege »Parki« auf meiner Schulter
treibt ein böses Spiel mit mir.

Fast zehn Monate lässt er mich gewähren.

Verhält sich still, ja versteckt sich sogar vor mir
und dosiert sein Gift so fein, dass es mir nicht auffällt.

Er legt heimlich still und leise, Stück für Stück
und immer nur ganz wenig meine Mimik ein klein

wenig still. Er stellt die Fähigkeit des Minenspiels immer wieder ein winziges Stückchen ab.

Er nimmt meine Hand in Beschlag. Er verkleinert meine Schrift unmerklich langsam. Er nimmt den Schwung aus meiner Hand, bis ich nur noch in Mikroschrift schreiben kann. Und das mit so viel Bedacht, dass es mir nicht auffällt.

Meinen kompletten rechten Arm verschont er auch nicht. Jeden Tag ein Schwünglein weniger, bis der Arm nur noch schlapp an meiner rechten Schulter hängt und wie ein Fremdkörper beim Gehen rumbaumelt.

Natürlich fällt das alles den anderen auf. Aber mir nicht. Der »Parki« ist ja nicht doof und lässt sich Zeit bei seiner Drecksarbeit.

Man muss wissen, dass der »Parki« sehr gute Kontakte zum Gehirn hat. Er versteht es, natürlich nur bildlich gesprochen, sich selbst als Freund vom Kollegen Gehirn auszugeben und erreicht somit, dass dieses ihn gewähren lässt.

Wenn also ein bestimmter Teil des Gehirns feststellt, dass etwas komisch oder fehlerhaft ist, wie zum Beispiel die schlechte Schrift oder die verkleinerte Schrittlänge, dann schlägt das Gehirn natürlich sofort Alarm. Doch dann meldet sich gleich der »Parki« zu Wort und erklärt dem entsprechenden Bereich im Gehirn, zum Beispiel eben dem Teil, das für die Schrift zuständig ist, dass alles in Ordnung ist und es keinen Grund zur Sorge gibt. Und so »lernt« das Gehirn, diese Veränderung zu akzeptieren und keinen Alarm mehr zu schlagen.

Und der Kollege »Parki« kann dann in der gleichen Weise immer weiter fortfahren und die Bewegung, die Schrift, die Mimik und so weiter, wieder ein kleines Stückchen schlechter, kleiner oder steifer machen.

Beinahe wäre »Parki« mit seiner Taktik durchgekommen, ohne dass jemand bemerkt hätte, wie er seine Manipulation Tag für Tag vollzog.

Doch da gibt es jemanden, der sein Spiel durchschaut.

Meine Frau Monika ist ihm in die Quere gekommen. Denn ihr fallen schon bald die kleinen, aber kontinuierlichen Veränderungen auf. Bereits vor der Diagnose, waren ihr Veränderungen aufgefallen.

Aber was tun, wenn ich als Betroffener die Änderungen nicht wahrnehme?

Die Antwort lautet: Streit mit dem Partner.

»Du hast dich verändert. Und du veränderst dich immer mehr und immer schneller. Selbst deine Mimik ist nicht mehr wie früher!«

»Ach was, das bildest du dir ein, weil du das wieder irgendwo gelesen hast. Es ist alles ganz normal bei mir.«

»Nein wirklich, du hast dich verändert. Merkst du das denn nicht?«

»Hör auf, das nervt! Ich gehe ganz normal arbeiten. Ich halte den Laden am Laufen. Und du kommst mir immer öfter mit solchen Geschichten. Es geht mir gut! Ich würde doch merken, wenn ich mich verändere.«

»Es geht dir nicht gut, das sehe ich doch. Du sprichst nicht mehr mit mir, was in dir vorgeht!«

»Was soll schon in mir vorgehen? Meine Hirnzellen sterben ab. Ich bin doch schon in Behandlung. Was willst du denn noch? Du verstehst es wirklich, einem die Laune zu verderben. Bist du jetzt zufrieden?«

»Ich komme nicht mehr an dich ran. Du bist so verschlossen geworden und total schnell gereizt. Deine Stimmung ändert sich von einer Sekunde auf die andere.«

»Hör doch endlich auf damit! Gibt es denn kein anderes Thema mehr? Lass mich doch einfach mal mit dem blöden Parkinson in Ruhe und nörgle nicht ständig an mir rum! Ich schaff' das schon alles alleine. Ich gebe ja schon alles, was ich kann.«

»Das ist es ja. Du lässt dir nicht helfen. Du schaffst nicht alles immer alleine. Du bist bei jeder Kleinigkeit so schnell gereizt und zornig. So kenne ich dich gar nicht.«

»Na toll, jetzt bin ich wieder an allem schuld. Lass mich doch einfach in Ruhe, ich bin wie ich bin und so bleibe ich auch und ich will nicht mehr darüber reden!«

So verliefen immer mehr Abende und ich merkte irgendwann, dass Monika mit ihren Beobachtungen und Aussagen recht hatte.

Doch ich will nicht mehr reden. Nicht mehr über die Krankheit reden. Nicht mehr daran erinnert werden. Nicht ständig mit der Nase darauf gestoßen werden, dass ich krank bin.

Krank bleiben werde.

Mich verändere.

Aber warum eigentlich nicht?

Mein Hassfreund »Parki« baut eine hohe, dicke Mauer auf.

Eine Mauer in meinem Kopf.

Immer höher. Immer dicker.

Und dahinter wird die Krankheit versteckt.

Die Veränderung, die sich in mir vollzieht, wird versteckt.

Der »ich bin krank«-Gedanke wird versteckt.

Nichts wird mehr durchgelassen. Keine Regung mehr. Keine Einsicht. Keinerlei Verständnis. Weder für andere noch für mich selbst.

Mein »Parki« hat es geschafft, alles zu verstecken und mich so zu manipulieren, dass ich nicht mehr bereit bin, mich als krank zu betrachten.

Das hat zur Folge, dass ich weitermache wie bisher und kein Gefühl mehr für mich und meinen Körper habe. Signale, wie Erschöpfung, Trauer, Frust, ja sogar Freude werden geblockt, und ich befinde mich somit in einem Zustand von einer Art Schwerelosigkeit. Gleichmütigkeit, gemischt mit einem großen Schuss Egoismus.

Doch eines Tages vollzieht sich eine Veränderung.

Eines Morgens im August 2011 sitze ich, wie jeden Morgen, um halb sechs bei einer Tasse Kaffee und einer Zigarette in der Küche und schaue aus dem Fenster.

Was ist das?

Was ist das plötzlich für ein Gefühl? Oder besser, wo sind plötzlich die Gefühle?

Die Gefühle in den Beinen? Die Gefühle im Körper, in den Armen?

Sie sind weg! Von jetzt auf gleich.

Mir bricht der Schweiß aus und ich bekomme es urplötzlich mit der Angst zu tun.

Was ist los mit mir?

Von einer Sekunde auf die andere bin ich wie erstarrt und kann mich keinen Millimeter mehr bewegen. Sogar das Öffnen und Schließen der Augen fällt mir so schwer, als würden Ziegelsteine an meinen Lidern hängen.

Ich bin wie gelähmt! Nicht wie jemand, der eine Querschnittslähmung hat. Bewegen kann ich mich theoretisch noch. Es ist keine körperliche Lähmung. Vielmehr bin ich einfach nicht mehr in der Lage, auch nur das Geringste zu tun.

Nichts, gar nichts.

Keine Bewegung.

Kein Wort.

Kein Gedanke.

Was war geschehen?

Offensichtlich hat die Mauer in meinem Kopf, hinter der alles fein säuberlich versteckt war, Risse bekommen und langsam sickert die Krankheit wieder heraus.

Heraus aus der Ummantelung. Heraus aus dem Schneckenhaus. Hinein in das Gehirn. Hinein in das Bewusstsein. Hinein in das »Du musst endlich lernen, mit der Krankheit umzugehen«. Hinein in das »Lerne mit der Krankheit zu leben und hör auf zu verdrängen«.

Du bist krank!, dröhnt es in meinem Kopf.

Du bist am Ende!, schreit mein Verstand.

Du kannst nicht mehr so weitermachen!, brüllt mein ganzes Ich.

Er ist vollbracht.

Die Krankheit hat sich ihren Weg gesucht, mich ganz und gar zu erobern. Und dazu hat sie volle zehn Monate gebraucht. Und nun hat sie es geschafft. Geschafft, mich zu brechen. Die Mauern zu überwinden. In mein Bewusstsein zu gelangen.

Jetzt ist es also so weit.

Sie ist da. Von einem Monat auf den anderen.

Sie hat mich eingeholt und gefangen.

Kapitulation von Körper, Geist und Seele.

Der Zusammenbruch ist vollzogen.

Erlegt.

Depressionen.

5. Kapitel Die Klinik

Wie es funktioniert hat, kann ich heute nicht mehr sagen.

Aber irgendwie habe ich den Weg zu meinem Neurologen gefunden und der hat meinen Zustand sofort richtig gedeutet und mich in eine Spezialklinik überwiesen.

Eine Klinik, in der ich alles lernen konnte, was ich in den letzten zehn Monaten Stück für Stück vergessen, versteckt hatte.

Ich musste lernen, das Gefühl zuzulassen, nicht mehr der zu sein, der ich einmal war und die Veränderungen anzunehmen.

Ich musste mir klar werden, dass ich nicht mehr das kann, was ich einmal konnte. Es zuzulassen, nicht mehr die volle Leistung bringen zu können. Und das, so glaube ich, das war das Wichtigste, aber auch das Schwierigste: zu lernen, nicht mehr alles können »zu müssen«!

Ich weiß heute, dass es für mich unmöglich gewesen wäre, diese Einsicht ohne professionelle Unterstützung zu erlangen. Es ist also immer nur eine Frage der Zeit, bis der Tag X eintritt.

Doch so weit hätte es nicht kommen müssen, wenn ich mir gleich genügend Zeit genommen hätte, um mich mit der Krankheit und der daraus resultierenden Umstellung zu beschäftigen.

Ich wage es daher, allen Betroffenen einen guten Rat mit auf den Weg zu geben: Nach einer Diagnose, die das ganze Leben verändern wird, ist es wichtig, sich genügend Zeit zu nehmen, um sich damit auseinanderzusetzen. Und es ist keine Schande, sich dafür professionelle Unterstützung zu holen.

6. Kapitel Entspannungstherapie

Ich sitze auf einem Stuhl.

Die Augen habe ich, so wie die anderen Teilnehmer der Entspannungsrunde, geschlossen.

Ich atme ruhig und gleichmäßig. Ich höre auf die Stimme von Frau Stoffer und freue mich auf eine entspannende Stunde ohne Gedanken an meine Krankheit.

Du bist ganz ruhig. Du bist ganz ruhig. Du bist ganz ruhig.

Deine Beine werden schwer und warm. Deine Beine werden schwer und warm. Deine Beine werden schwer und warm.

Dein ganzer Körper fühlt sich entspannt an. Dein ganzer Körper fühlt sich entspannt an. Dein ganzer Körper fühlt sich entspannt an.

Lass dich fallen und horch in das Innere in dir. Nichts ist mehr zu tun. Nichts mehr zu erledigen. Es wartet nichts auf dich, was nicht noch Zeit hätte. Kein Geräusch stört dich. Du bist vollkommen entspannt …

Ruhe.

Geborgenheit.

Loslassen.

Es ist ein wundervolles Erlebnis, diese Entspannungstherapie.

Die Worte und die Stimme von Frau Stoffer, bei der ich auch in Psychotherapie bin, schaffen es, mich auf eine wundervolle Reise mitzunehmen, die ich schon lange nicht mehr kannte: Eins mit sich selbst werden.

Eins mit der ganzen Welt werden.

Eins in Eins in Eins.

»Stell dir einen Ort oder ein Erlebnis vor, an dem du dich wohlfühlst oder an das du gerne zurückdenkst. Das hilft dir, dich noch tiefer zu entspannen. Vielleicht siehst du das Meer und hörst die Wellen rauschen. Vielleicht sitzt du auf einem Berg inmitten einer wundervollen Blumenwiese und nimmst den Geruch von frisch geschnittenem Gras wahr.

Es ist dir überlassen, wohin dich deine innere Reise führt!«

Nie hätte ich gedacht, dass es Worte schaffen, den Geist zu fangen und den Körper zu führen.

»Du liegst oder sitzt ganz ruhig da, fühlst dich geborgen und wohl und nichts an dir muss sich noch bewegen« – und meine Hand hört auf zu zittern.

»Du bist ganz entspannt, dein ganzer Körper und dein ganzer Geist« – und meine Verkrampfung im Körper löst sich und schlechte Gedanken verschwinden wie der Morgennebel, wenn die Sonne aufgeht.

»Du fühlst dich wohl und behaglich und alles Schlechte fällt von dir ab« – und wie durch Zauberhand beginne ich zu lächeln.

Entspannungstherapie – Zauberei auf höchstem Niveau, wenn du bereit bist, Körper und Geist in Einklang zu bringen.

Ich erlaube mir an dieser Stelle, auch auf Yoga hinzuweisen. Viele lächeln darüber, meist aus Unwissenheit.

Meine Devise ist jedoch inzwischen: Lass nichts unversucht, um deinem Körper etwas Gutes zu tun! Erst selbst ausprobieren, dann urteilen!

7. Kapitel Massage

Parkinson lässt die Muskeln oftmals verspannen, ja sogar verkrampfen, was, wie in meinem Fall die Schulter, sehr schmerzhaft sein und damit wiederum zu erheblichen Bewegungseinschränkungen führen kann. Es ist daher nicht verwunderlich, dass eine Massage hierbei eine hilfreiche und sehr wohltuende Therapie ist.

Der Raum duftet schon beim Betreten nach dem Massageöl. Ein wohltuender Duft. Ein entspannender Duft – den ich, obwohl mein Geruchsinn etwas eingeschränkt ist, wahrnehmen kann.

Es riecht immer gleich. Es riecht immer gleich gut.

Ich habe schon öfter eine Massage hier im Haus bekommen, daher kenne ich die Abläufe.

Ich gehe hinter den Vorhang und ziehe mein Shirt aus. Dann lege ich mich auf die Massageliege. Auf den Bauch. Ich kann durch das Loch in der Liege nach unten sehen, aber meist schließe ich die Augen und genieße die halbe Stunde. Meine Arme liegen entspannt neben meinem Körper. Manchmal zittert meine Hand, aber das stört hier niemanden. Der Masseur Felix – wir duzen uns, seit wir festgestellt haben, dass wir am gleichen Tag geboren sind – kommt um die Ecke.

»Hallo Gerhard, alles klar? So wie immer oder zwickt es woanders?«, fragt er mich. Er redet nicht sehr viel. Eigentlich komisch, denke ich immer.

Ein Masseur redet doch immer irgendetwas. Felix nicht.

»Alles klar, wie immer!«, gebe ich zurück und dann höre ich, wie er die Flasche mit dem Massageöl öffnet. Er reibt das Öl in den Händen, damit es warm ist, wenn er meinen Rücken berührt. Die innere Vorfreude in mir wächst.

Diese Massage ist Balsam für Körper, Geist und Seele.

Obwohl: Die ersten Male hat Felix schon richtig hingelangt und da war es nicht nur Entspannung. Wenn die »eingerosteten« Muskeln, Gelenke und Sehnen bewegt, gedehnt und verschoben werden, dann spürt man das schon ganz ordentlich.

Aber jetzt, wo sie es gewohnt sind, frohlocken sie geradezu. Wenn sich die Finger von Felix unter das Schulterblatt graben und die Verspannungen lösen. Und das Schönste ist die Vorfreude auf die nächste Behandlungsstunde.

»Deine Rückenmuskeln sind schon weicher geworden und die Knoten in der Muskulatur haben sich schon gut aufgelöst!«

»Ich fühle mich auch schon besser und die Schmerzen sind zurückgegangen. Besonders die in der rechten Schulter. Es ist erstaunlich, was so eine Massage alles bewirken kann!«

Dann lacht Felix immer, wenn ich ihn durch die Blume lobe.

8. Kapitel Schreiben

Wie in der ersten Klasse male ich Achten auf ein DIN-A3-Blatt. Irgendwie komme ich mir ziemlich doof vor.

Nach der »Achterrunde« male ich große »M« und kleine »m«. Große »U« und kleine »u«. Es ist ganz schön anstrengend für mich, in dieser Größe auf ein Papier zu malen.

Frau Peter, meine Therapeutin, sie ist so Mitte 20, sitzt mir gegenüber. Ich muss irgendwie an meine Lehrerin in der Grundschule denken.

»Suchen Sie sich mal ein Schreibgerät aus, von dem Sie glauben, dass es gut in Ihrer Hand liegt. Nehmen Sie sich ruhig Zeit dafür«, hatte Sie zu Beginn der Behandlungsstunde gesagt. »Ich habe ganz unterschiedliche Schreibgeräte dabei. Stifte mit sogenannten Haltegriffen und auch welche mit speziellen Verdickungen. Sie haben die freie Auswahl.«

Stifte mit Verdickungen und Haltegriffen, was ist das denn?

Irre, was es alles für Stifte gibt.

Schreiber, die so eine Art Ball aufgesteckt bekommen haben, damit man sie besser halten kann, zum Beispiel, wenn man mit seinen Fingern nicht mehr richtig greifen kann. Ja, sogar Stifte, die man sich über den Zeigefinger stecken kann und sich wie der Abzug einer Pistole anfühlen. Sie erinnern dabei mehr an ein Zubehörgerät für eine Spielekonsole als an einen Stift, der für das tägliche Leben benötigt wird.

Behindertenstifte, denke ich. Brauche ich das?

Ich lass es geschehen und teste so ziemlich alles, was Frau Peter so in ihrer Wunderkiste hat.

Es sind wirklich witzige Konstruktionen dabei, und ich frage mich, wer sich so etwas ausdenkt.

Aber auch welche, die mir Angst machen, und ich stelle mir vor, wie ich im Büro sitze und mit so einem »Behindistift« Verträge über Tausende von Euro unterzeichne.

Schreibbehindert ist gleichzusetzen mit kopfbehindert?

Was wird mein Gegenüber denken, wenn ich mit einem solchen Stift Notizen während der Besprechung mache? Würde er sich fragen, was das soll? Würde es überhaupt auffallen? Würde er an Behinderung denken? Mehr als nur schreibbehindert? Wird einem nicht automatisch jegliche Kompetenz abgesprochen, wenn man nicht »ganz normal« ist?

Oh Mann, denke ich.

Offen mit meiner Erkrankung umzugehen, das habe ich mir vorgenommen und bereits begonnen, es zu leben.

Aber bedeutet es auch, dass ich ein Schild vor der Brust tragen muss, auf dem steht: *Achtung! Hier schreibt ein behinderter Mensch!*

Nein, das will ich nicht!

Ich möchte in letzter Konsequenz doch bitte noch selbst entscheiden, wem ich mich in welchem Umfang offenbare.

Noch während ich das Schreibtraining absol
viere, suche ich nach Alternativen.

Etwas dicker muss das Schreibgerät in Zukunft
schon sein. Es muss gut in der Hand liegen, damit
das Schreiben nicht anstrengt, wenn ich mal etwas
mehr schreiben muss. Und leichtgängig wie eine
Feder muss es über das Papier laufen. Leichtgängig, ja. Nicht wie ein Kugelschreiber, bei dem man
aufdrücken muss, damit man etwas auf dem
Papier sieht. Eher wie ein Filzstift, der über das
Papier schwebt und dennoch seine Spuren hinter-
lässt.

Ja, Feder ist das Stichwort, das mich nicht mehr
loslässt. Feder. Feder. Federschreiber. Federkiel.

Füllfederhalter, das ist es!

So ein Ding hatte ich doch noch in meinem Büro
in der Schublade. Das hatte ich vor zwei Jahren
als Auszeichnung für besonders erfolgreiche Ver-
triebsleistungen von der Direktion bekommen.

Seither liegt der Füllfederhalter unbeachtet in
der Schublade und wartet darauf, zum Leben er-
weckt zu werden.

Gleich morgen werde ich ihn ausprobieren und
dann Frau Peter davon berichten.

Übrigens: Es war ein sehr teurer Füllfederhalter,
den ich da so achtlos in der Schublade auf mich
warten ließ. Eine echte Nobelmarke, die den Namen eines Berges trägt. Goldfeder, dick und wuch-
tig, Kolbenfüllung und in goldenen Lettern steht
mein Name darauf. Geschmeidig liegt er in meiner
Hand und schreibt fast von alleine.

Ich benutze ihn seit diesem Tag nur noch und schreibe damit wirklich sehr gut, leserlich und nahezu ermüdungsfrei. Der eine oder andere Gesprächspartner blickt etwas neidisch auf mein Schreibwerkzeug und es liegt nun an mir, eine Erklärung abzugeben oder eben nicht.

Eins zu null für mich und ein Dankeschön an Frau Peter!

9. Kapitel Gesprächsrunde

Ich sitze vor einem Raum, der durch eine Glastür vom Gang abgetrennt ist. Neben mir sitzen noch andere Parkinson Kandidaten, die auf das Eintreffen der Therapeutin warten.

Die anderen scheinen schon Erfahrung mit der Gesprächsrunde zu haben. Sie wirken gelassen und haben sich gegrüßt. Ich habe auch gegrüßt, obwohl ich niemanden aus dieser Runde kenne.

Es ist meine erste Stunde. Meine erste Gesprächsrundenstunde. Mal sehen, was da auf mich zukommt.

Die Therapeutin Frau Wanda kommt, hakt ihre Liste ab, schließt auf und wir gehen in den großen Raum. In der Mitte steht ein großer Tisch mit acht Stühlen.

Jeder sucht sich einen Platz. Frau Wanda setzt sich an die Stirnseite und erklärt, wie sie es offensichtlich immer macht, wenn sie die Runde beginnt. Ich erkenne es daran, dass außer mir eigentlich keiner zuhört.

Ich bin etwas nervös, obwohl ich es von meinem Job her eigentlich gewohnt sein sollte, auch vor größeren Gruppen zu referieren.

»Wenn wir uns gegenseitig erzählen, wo wir oder womit wir im Alltag Probleme haben, können wir uns gegenseitig Tipps geben, diese zu lösen. Wer will anfangen? Vielleicht Sie, Herr Schumann? Es ist ja Ihre erste Gesprächsrunde.«

Soweit die Einleitung von Frau Wanda.

So wie sie es sagt, fordert sie aber nicht. Sie stellt einen nicht bloß.

Sie fordert nur auf, aktiv zu werden. Das ist etwas ganz anderes als zu fordern.

Blicke wandern zu mir.

Meine rechte Hand beginnt plötzlich stark zu zittern. Das passiert oft, bei Nervosität.

Ich fühle mich unwohl, obwohl nur sechs Personen im Raum sind.

Mit Ausnahme der Gesprächstherapeutin Frau Wanda sind alle im Raum »Parkis«, die bereits unterschiedliche Stadien der Krankheit aufweisen.

Der Jüngere, der mir gegenübersitzt und freundlich gegrüßt hat, hat so einen seltsamen Stock dabei. Den Stock braucht er, um besser »starten« zu können. So einen Stock mit einem roten Winker unten dran, so wie die Autos es früher als Blinker verwendet haben. Den Winker kann er mittels eines Handgriffs ausklappen. Den braucht er als Unterstützung, um loszulaufen, wenn seine Beine dem Befehlen aus dem Kopf nicht gehorchen wollen. »Optischer Reiz«, hatte ich vorher als Gesprächsfetzen aufgeschnappt, als er die Anwendung einem anderen Patienten erklärt hatte.

Die beiden älteren Damen sind mit ihren Rollatoren reingefahren und sitzen seither wortlos am Tisch.

Und da ist noch der Mittsechziger, der schlurfend und gebeugt hereinkam, sich setzte und anfing, an seiner Dopaminpumpe rumzudrücken, bis diese

ein surrendes Geräusch von sich gab und der Träger dieses Hightech-Geräts zufrieden einen langen
Seufzer von sich gab.

»Ist das hier nicht der Tanzkurs?«, frage ich mit
gestellt überraschtem Gesichtsausdruck in die
Runde und alle schauen mich total entgeistert an.

Sekunden vergehen – alle schweigen – Irritation.

Da lacht plötzlich der Mittsechziger laut auf und
haut mit der Hand auf den Tisch. »Das gefällt mir,
das gefällt mir, endlich einer, der Humor hat!«

Die Spannung im Raum löst sich schlagartig,
jetzt lachen alle mehr oder weniger mit und die
Gesichter lassen erahnen, dass die Gesprächsrunden sonst eher ernst verlaufen.

Ich bin erleichtert, dass mein Spaß für Erheiterung gesorgt hat und alle Teilnehmer sind jetzt
hellwach und bei der Sache.

Nachdem ich mich kurz vorgestellt habe, erzähle
ich, dass ich noch keine massiven Probleme habe,
was mir sofort durch die Teilnehmer einhellig mit
»Das kommt schon noch« quittiert wird.

Das sind ja tolle Aussichten, denke ich.

Und so geht es dann reihum.

Ich erzähle von meinem bisher einzigen, eher un-
bedeutenden Problem, das sich darauf beschränkt,
dass ich gelegentlich Schwierigkeiten habe, Kleingeld aus dem Geldbeutel zu suchen, und die Teilnehmer geben mir Tipps, wie sie das Problem im
Alltag lösen.

In die Jacke schlüpfen, Knöpfe zumachen, den
Rucksack schultern, Socken anziehen. Jeder hat

so seine Probleme im Alltag und ich spüre schnell, dass jeder an dem Problem des anderen Anteil nimmt. Und irgendwie sind wir eine Gruppe, die sich gegenseitig unterstützt und niemand schämt sich, nicht perfekt zu sein, etwas nicht mehr oder eben nicht mehr so gut zu können.

Gemeinsam ist uns das Gefühl, uns in einem geschützten Raum zu befinden, in dem ein Eindringen von außen nicht möglich ist und somit für keinen der Teilnehmer die Gefahr einer Verletzung besteht.

In einem Raum der Offenheit, in dem jeder die nackte Wahrheit über seine Schwierigkeiten im Alltag loswerden kann.

In einem Raum der gegenseitigen Vertrautheit, da jeder mehr oder weniger, jetzt oder irgendwann, mit dem gleichen oder zumindest mit einem sehr ähnlichen Problem zu kämpfen haben wird.

In einem Raum, in dem man Probleme zulassen darf, kann und muss.

Es ist ein toller Raum, in dem alle gleich sind und sich keiner verstellen oder schämen muss.

Apropos Socken anziehen: Es gibt eine Sockenanziehmaschine wie auch eine Knopfzumachhilfe!

Das nur als kleiner Tipp!

10. Kapitel Psychotherapie

»Grüß Gott, wir haben uns ja bereits in der Entspannungsstunde gesehen. Ich freue mich, dass Sie hier sind. Zur Erinnerung, mein Name ist Frau Stoffer und wir haben eine Stunde Zeit. Sie haben bei mir auch Psychotherapie und alles, was Sie mir sagen, werde ich vertraulich behandeln«, sagt die sehr sympathisch wirkende Dame mir gegenüber und lächelt mich gewinnend an. Sie dürfte etwas jünger sein als ich und ich verspüre das unwiderstehliche Bedürfnis, sie mit Du anzusprechen.

Dass es so etwas gibt?

Ein Blick und schon ist man mit jemandem, den man ja bisher nicht kannte, sehr vertraut. So sehr, dass man ihm alles sagen kann und auch das Bedürfnis verspürt, alles sagen zu müssen. Nein, nicht aus einem Zwang heraus, der von außen auf einen einwirkt. Nein, dieser Zwang, dieser Druck kommt von innen. Wie bei einer Dampfmaschine, die ordentlich geheizt wurde, bin auch ich sozusagen kurz davor, das Sicherheitsventil zu öffnen und den zu lange aufgestauten Druck abzulassen.

»Hallo, ich bin Gerhard Schumann und ich bin behindert«, platzt es aus mir heraus, ohne dass ich auch nur ansatzweise diesen Satz sagen wollte.

»Nehmen Sie doch Platz, Herr Schumann. Wie geht es Ihnen?«

Ich nehme Platz und schaue sie an. Was will sie von mir? Die Psycholeute führen doch mit jeder

Frage was im Schilde. Ich lege mich also auf die Lauer. So leicht will ich es ihr auch nicht machen, obwohl ja die innere Bereitschaft, ja sogar der innere Wunsch nach diesem seelischen Striptease da ist.

»Gut«, antworte ich.

Nichts.

Keine neue Frage.

Keine Falle zu erkennen.

Sie sieht mich an mit ihrem gewinnenden Lächeln. Ist das die Falle?

Ich bin vorbereitet. Ich passe auf.

»Darf ich offen sein?«, höre ich mich selbst diese seltsame Frage stellen. Habe ich diese Frage wirklich gestellt oder war das nur ein Gedanke in meinem Kopf? Aber als ich die Antwort höre, weiß ich, dass ich die Frage wirklich gestellt habe.

»Ja, deshalb sind Sie hier!«

Still sitzt sie auf ihrem Stuhl in dem kleinen Büro. Nur ein Bleistift und ein Block liegen vor ihr, auf dem Tisch. Sie wartet. Sie wartet, dass ich beginne zu sprechen.

Und ich spüre plötzlich, dass ich keinen Druck mehr habe, sprechen zu müssen. Jetzt sprechen zu müssen.

Ich glaube, Frau Stoffer könnte auch den ganzen Tag so sitzen und lächeln.

»Es geht mir Scheiße«, platzt es plötzlich aus mir heraus. »Es geht mir richtig Scheiße«, wiederhole ich, als hätte sie es beim ersten Mal noch nicht verstanden.

Keine Antwort, aber ihr Blick bleibt an mir haften. Sie schlägt lediglich die Beine übereinander und beugt sich ein klein wenig näher zu mir über ihren Schreibtisch.

Ich zögere. Ich warte.

Ich kenne diese Frau nicht.

Doch ich weiß, dass ich ihr vertrauen kann. Hundert-, nein tausendprozentig.

Und wie aus dem Nichts beginne ich urplötzlich zu reden.

Zu reden. Zu reden. Zu reden. Über meine Familie, meine Freude, meine Ängste. Und später dann, in einer anderen Sitzung, sogar über meine zeitweilige Impotenz.

Die Zeit vergeht jedes Mal wie im Flug.

Und mit jeder Sitzung bin ich ihr vertrauter. Ihr näher. Mehr eins.

Als würde sie in mich hineinschlüpfen und das Innerste nach außen kehren.

Es gab Sitzungen, da habe ich nur fünf Worte gesprochen: »Es ... geht ... mir ... nicht ... gut.«

Den Rest hat sie gemacht. Den Rest?

Nein, die Arbeit.

Frau Stoffer hat meine Mauer um mich herum abgetragen. Sie hat mich, oftmals nur mit wenigen Worten, dazu gebracht, über all das zu reden, was meinen Geist, meine Seele, mein ICH blockiert hat. Oder auch nur einfach eine Stunde zu heulen.

Das mag albern oder blöd klingen, aber haben Sie schon einmal versucht, ein Auto ohne Wasser zu waschen?

Heulen, echtes Heulen, ohne Scham, ohne schlechtes Gewissen und ohne Angst, sein Gesicht zu verlieren. Heulen, ohne sich verstecken zu müssen und, ganz wichtig, ohne sich verstecken zu wollen.

Es ist ein wundervolles Gefühl, wenn das T-Shirt sich am Halsausschnitt dunkel färbt und mit jeder Träne, mit jedem Schluchzer ein Stück Glück, ein Stück Freiheit, ein Stück Unbeschwertheit zurückkommt.

Ich sage nicht, dass jeder bei seiner »Psychotante« einen seelischen Orgasmus haben muss oder soll.

Ich möchte aber allen, die wie ich, oder besser gesagt, die wie mein »Parki« die perfekten Bauherren für Kopfmauern sind, den gut gemeinten Rat geben, den Schritt in Richtung Psychotherapie zu wagen. Und das gilt nicht nur für Menschen, die chronisch erkrankt sind.

Auch unsere Angehörigen tragen eine schwere Last mit sich.

Sie müssen unsere körperlichen, geistigen und nicht zuletzt seelischen Veränderungen ertragen und hoffentlich mittragen. Das ist ein sehr großes Paket.

Man braucht sich nicht zu schämen, wenn man keine Kraft mehr hat, dieses Paket alleine zu stemmen.

»Meine« Frau Stoffer ist für mich Hexe und Göttin zugleich und ich bin ihr zu großem Dank verpflichtet!

11. Kapitel Medikamente

Die blauen? Die roten? Oder doch lieber die weißen?

Eines vorweg: Medikamente zu nehmen ist für einen Parkinsonpatienten wie für andere Menschen ein Stück Brot essen. Am besten ist, man gewöhnt sich schnellstmöglich daran.

Aber nun zum Thema: Ich habe Leidensgenossen kennengelernt, die am Tag 20 und mehr Tabletten nehmen müssen.

Unterschiedliche Tabletten, in unterschiedlichen Dosierungen, zu unterschiedlichen Zeiten, vor oder nach dem Essen und dann noch bei Bedarf eine obendrauf.

Das mag sich witziger anhören, als es ist.

Das große Thema bei Parkinson ist die ständige Veränderung der Krankheit. Anders als bei Kopfschmerzen, die problemlos behandelbar sind, besteht bei Parkinson die Möglichkeit, dass die heute genommenen Medikamente morgen schon nicht mehr den gewünschten Erfolg zeigen.

Dingsbums schaltet den Schmerz ab.

Also rein damit, zwanzig Minuten später ist zu 99 % der Kopfschmerz weg. Basta!

Aber Dingsbums gibt es bei Parkinson nicht.

Da gibt es »Dings« und »Bums« und »Dies« und »Das« und »Hin« und »Her« und »Rauf« und »Runter« und »Links« und »Rechts« und »Vor« und »Zurück« und und und …

Und der Spaß beginnt jetzt erst richtig.

Kennen Sie das Spiel »Superhirn«?

Nein? Dann passen Sie mal gut auf, es ist ganz einfach: Sie müssen vier Steckplätze belegen. Hierzu haben Sie sechs Farben zur Auswahl. Sie können aber auch alle vier Steckplätze mit einer Farbe belegen.

Oder mit zwei Farben und so weiter.

Ihr Gegenüber muss nun erraten, in welcher Reihenfolge Sie welche Farben gesteckt haben.

Verstanden?

Wenn nicht, Spiel kaufen und nachlesen. Macht richtig Spaß.

Also gehen wir nun mal davon aus, dass Sie das Spiel verstanden haben.

Was hat das nun mit Parkinson zu tun?

Genau genommen sehr viel! Denn bei unserem Parkinson-Superhirnspiel muss der Onkel Doktor herausfinden, welche Farbe an welchem Steckplatz ist, das heißt welche Medikamente in welchen Dosen am besten passen.

Sicher hat der Doktor (wenn man Glück hat) gewisse Erfahrungswerte. Aber wie heißt es doch so schön: Alles kann, nichts muss!

Und was passiert, wenn der Mitspieler, nennen wir ihn der Einfachheit halber einfach mal »Parki«, bei dem Spiel schummelt und während des Spiels die Farben und/oder die Reihenfolge ändert?

Na, was machen wir denn da?

Also, im echten Spiel wird der Betrüger disqualifiziert oder zumindest ermahnt und zurechtgewiesen, und er darf möglicherweise das nächste Mal nicht mehr mitspielen.

Und was machen wir mit unserem Mitspieler »Parki«?

Nichts machen wir!

Gar nichts!

Doch, falsch, stimmt nicht. Wir machen sehr wohl etwas!

Wir fangen nämlich wieder von vorne an und tun so, als wäre nichts geschehen.

Denn unseren Mitspieler »Parki« können wir leider nicht rausschmeißen.

Das ist dann wohl unser Schicksal.

Aber ich möchte allen »Spielern« drei Tipps geben:

1. Weitermachen!
2. Weitermachen!
3. Weitermachen!

Ich weiß, es klingt blöd und abgedroschen. Aber wer nicht mehr weitermacht, hat bereits verloren.

Okay, wir werden alle das Spiel irgendwann verlieren.

Das Spiel des Lebens meine ich. Die Frage ist dabei allerdings wie und wann.

Die Hoffnung und die Forschung gehen Hand in Hand!

Haltet durch!

Noch vor nicht allzu langer Zeit war Parkinson eine tödliche Erkrankung!

Das Todesspiel haben WIR also bereits gewonnen!

Wer sagt denn, dass wir nicht auch irgendwann das nächste Level schaffen können?

Ich sage: Spiel – Spaß – Spannung. Und jeder Betrug fällt irgendwann auf, und jeder Betrüger wird irgendwann seinen Meister finden. Und dann wird er disqualifiziert.

Und auch du, Kollege »Parki«, wirst irgendwann deine Strafe bekommen! Irgendwann!

12. Kapitel Nebenwirkungen

Untertitel: Zu Risiken und Nebenwirkungen machen Sie sich am besten selbst Ihre Gedanken!

Wer hat ihn nicht schon mehrfach in der Hand gehabt, als er ein Medikament verschrieben bekommen hat? Den Beipackzettel.

Ordentlich gefaltet liegt er da in der Schachtel. Fast ein wenig unschuldig. Mit seinem dünnen, knisternden Papier und seiner kleinen, feinen Schrift bittet er förmlich darum, nicht gelesen zu werden.

Und seien wir doch mal ehrlich. Wer hat schon die Beipackzettel seiner Medikamente wirklich gelesen? Wozu auch? Wer möchte sich denn mit irgendwelchen »Nebenwirkungen« beschäftigen, wenn der Doktor ein Medikament verschrieben hat. Er wird ja schließlich wissen, was für einen gut ist. Meine Chancen und Risiken hat er ja sicherlich gründlich abgewogen und das Optimale für mich herausgesucht. Schließlich soll das Medikament den Kranken dabei unterstützen, schnellstmöglich wieder gesund zu werden.

Oder wie in meinem Fall, in dem die Medikamente zumindest die Krankheit abschwächen sollen. Und wenn nicht die Krankheit selbst, dann zumindest die Symptome. Vielleicht auch, um mich aufzufangen und mir vorzugaukeln, dass die Mediziner auf der richtigen Fährte sind? Vielleicht schafft es der Medikamentenmix ja auch, die Krankheit zu verlangsamen. Aber wie will das jemand feststellen? Ein Körper, besser das Gehirn, ist ja keine Maschine, die man mit Testreihen belegen kann und wenn was schiefgeht einfach wieder auf Start stellt und aufs Neue beginnen kann. Also gibt es unzählige Studien zu allen Arten von Tablettenkombinationen und jede Menge gehaltvoller und haltloser Thesen, wie sich was auswirkt, wenn dies oder jenes eintritt, oder eben auch nicht.

Manchmal habe ich den Eindruck, so mancher Arzt möchte nur Zeit gewinnen und hofft, dass die Medikamente die gewünschte Wirkung erzielen. Das meine ich nicht nur in Bezug auf Parkinson, sondern vielmehr auch im Bereich der Allgemeinmedizin. Wobei das kein Angriff gegen die Ärztezunft im Allgemeinen darstellen soll.

Ich kann mich noch sehr gut an meine Bundeswehrzeit erinnern. Damals war ich Wehrpflichtiger in einer Sanitätseinheit. Wenn damals ein Rekrut wegen einer ganz normalen Erkältung zu uns in den Sanitätsbereich kam, um sich Medikamente verschreiben zu lassen, sagte mein Stabsarzt immer: »Eine Erkältung dauert ohne Medikamente sieben Tage und mit Medikamenten eine Woche!« Und meist hat er dann auf alte Hausmittel verwiesen, die ich hier aus Sicherheitsgründen nicht zum Besten geben werde. Und siehe da, in der Regel hatte er recht mit seiner Aussage. Die Erkältung verging sozusagen von alleine.

Aber zurück zum Beipackzettel oder besser bekannt unter Packungsbeilage.

Lesen Sie die gesamte Packungsbeilage sorgfältig durch, steht da gern geschrieben, *bevor Sie mit der Einnahme dieses Arzneimittels beginnen.*

Im Laufe des klein geschriebenen Textes kommen dann Passagen vor wie: *Wann sollten Sie nicht ... Wann sollten Sie schon ... Was ist wenn ... Es kann sein, dass ...*

Schön ausformuliert und beruhigend werden dann Nebenwirkungen eigentlich nur noch zur Nebensache.

Sehr häufig, steht da geschrieben und die Erklärung dazu ist dann, dass mehr als einer von zehn die Nebenwirkungen gespürt hat. *Häufig* sind dann einer bis zehn von 100 und *gelegentlich* wären dann ein bis zehn von Tausend.

Nett formuliert, aber welche Aussage steckt dahinter? Also, wenn ich eines meiner Medikamente einmal genau analysiere, dann habe ich damit wirklich ein bisschen Glück gehabt.

Denn dann gehöre ich im schlimmsten Fall mit 10%-iger Wahrscheinlichkeit (Umrechnung der schlechtesten Alternative bei häufigem Auftreten) zu denen, die sich bei der Einnahme des Medikaments mit Taubheitsgefühl in den Händen, Gewichtsverlust, Hautreizung oder zum Beispiel Gelenkentzündungen oder anormalen Träumen herumschlagen müssen.

Noch besser schneide ich bei Schlaganfall und Herzinfarkt ab. Das trifft mich im Höchstfall mit einprozentiger Sicherheit. Wenn das mal nicht gute Aussichten sind.

Interessanterweise kann man im Internet unzählige Tests zu den Themen Risiko Herzinfarkt und Risiko Schlaganfall herunterladen und ausfüllen. Irgendein Rechner, irgendwo auf dieser Welt, berechnet dann die Wahrscheinlichkeit, von einem dieser beiden Risiken erwischt zu werden. Da bin ich doch ganz weit vorne mit meinem Beipackzettel. Da steht ja schon drin, was andere erst berechnen lassen müssen.

Aber sei's drum. Ich möchte ja nicht nur auf den Beipackzetteln herumhacken. Es ist ja auch sinnvoll zu wissen, woher plötzliche Veränderungen kommen können.

Als ich damals zum Vorstellungsgespräch in die Klinik kam, hatte ich bereits durch meinen ansässigen Neurologen diverse Medikamente erhalten, die ich auch schon geraume Zeit genommen hatte. Ich muss zugeben, dass ich die Beipackzettel im Höchstfall überflogen hatte. Das Hauptaugenmerk habe ich im Bereich der Nebenwirkungen immer auf mögliche Einschränkungen beim Autofahren gelegt, da dieses Thema, beruflich bedingt, für mich im Vordergrund stand. Ich war sicherlich auch etwas beunruhigt, als in einer der »Gebrauchsanweisungen« stand, dass plötzliche Müdigkeit auftreten könnte und das Führen von Fahrzeugen zumindest zu Beginn der Behandlung keine so gute Idee sei. Das würde für mich bedeuten, dass ich meinen Job bis zur endgültigen Einstellung der Medikamente, sofern das überhaupt einmal gelingt, nur bedingt ausführen kann. Was wiederum zur Folge hat, oder besser gehabt hätte, dass ich möglicherweise zumindest zeitweise nur eingeschränkt berufstätig sein könnte. Daher bin ich weiter mit dem Auto gefahren. Allerdings keine längeren Strecken und hoch konzentriert, immer darauf achtend, ob ich auch nur einen Anflug von Müdigkeit verspüren würde.

Aber was wäre gewesen, wenn ich meinen alten Job noch gehabt hätte? Im Außendienst bin ich jährlich so rund um die 70.000 km pro Jahr mit dem Auto gefahren. Hätte ich meinen Job verloren? Hätte mir mein Arbeitgeber eine Alternative angeboten, um mich weiterbeschäftigen zu können? Oder wäre ich einfach nutzlos geworden und ein anderer hätte meinen Platz eingenommen? Fragen über Fragen, die mich natürlich beschäftigt haben. Und die mir nicht zuletzt Angst gemacht haben.

War das wieder so eine Fügung des Schicksals, dass ich meinen Job, sozusagen rechtzeitig gewechselt habe? Oder war es eine innere Eingebung oder einfach nur Zufall?

Überraschend war für mich, als mein Klinikarzt mir die Frage stellte, ob ich sexuell aktiver sei als vor Einnahme der Medikamente?

Aktiv? Aktiver?

Was ist überhaupt sexuell aktiv? Und daraus ergibt sich natürlich die Frage was aktiver ist. Aktiver als wer? Wo ist hier der Maßstab?

Bedeutet sexuell aktiv, dass man täglich Sex braucht? Oder einmal im Monat? Oder jede Woche?

Auch hierzu lassen sich natürlich wieder Statistiken aus dem Internet zurate ziehen.

Ich habe einmal gelesen, dass deutsche Paare im Jahr rund 180-mal Sex haben.

Wer kann von sich behaupten, dass er nach mehreren Jahren Ehe, Kindern und Job noch 180-mal im Jahr Sex hat? Und wie wird Sex definiert? Wird als Sex gezählt, wenn man mit seiner Partnerin schläft? Oder gilt da auch schon Petting? Oder was ist mit Selbstbefriedigung? Ist denn überhaupt ein Orgasmus erforderlich, um einen Punkt in der Statistik zu bekommen?

Die Frage nach der Sexualität ist aber gar nicht so unwichtig. Okay, in meinem Alter wäre es nicht so schlimm, wenn ich das eine oder andere Mal mehr Lust auf Sex hätte. Noch dazu bin ich ja in der glücklichen Lage, eine attraktive Frau zu haben.

Aber wie hätte es sich verhalten, wenn ich 70 oder 80 Jahre alt wäre und sich der Sex mit der Ehefrau auf Weihnachten und Geburtstag fokussiert hat? Und plötzlich würde ich dann aufblühen. Wie würde dann meine Frau damit umgehen? Damit umgehen können?

Ich habe im Laufe meines Klinikaufenthalts »Parkis« kennengelernt, die mit mir ganz offen über diese Probleme, diese Veränderung, gesprochen haben.

Werner, 72 Jahre

Drei Monate, nachdem Werner seine Parki-Tabletten umgestellt hatte, stellte sich bei ihm eine Hypersexualität ein. Die Folgen waren leider recht drastisch.

Seine Frau, 77 Jahre alt und seit 49 Jahren mit ihrem Werner verheiratet, fühlte sich nun total überfordert. Werner und seine Frau gehören noch zu der Generation, in der Sex eine eher untergeordnete Rolle spielt.

Durch die Tabletten, beziehungsweise deren Nebenwirkungen, hatte Werner jetzt täglich das Bedürfnis nach Sex und sexueller Befriedigung. Anfangs unterdrückte er das Bedürfnis. Dann kam eine circa dreiwöchige Phase der heimlichen Selbstbefriedigung. Schließlich sprach er mit seiner Frau darüber, die wie zu befürchten war, mit der »Schweinerei« nichts weiter zu tun haben wollte und auch keinerlei Verständnis für ihren Werner hatte. Nicht weil sie ihn nicht liebte, sondern weil sie nicht in der Lage war, diese Veränderung zu begreifen.

Werner ist noch immer mit seiner Frau verheiratet und er liebt sie auch noch immer, so wie sie ihn liebt.

Seine Wünsche nach sexueller Befriedigung lebt er daher heimlich aus. Zum einen durch Selbstbefriedigung. Zum anderen hätte er, so wie er mir erzählte, nicht gedacht, dass es mehr als genügend Frauen in seinem Alter gibt, in der Regel verwitwet, die für ein Abenteuer sehr dankbar sind.

Gudrun, 42 Jahre

Gudruns Tochter Claudia aus ihrer ersten Beziehung ist jetzt sieben Jahre alt. Der Vater von Claudia war wesentlich älter als Gudrun gewesen. Er war Vertreter für irgendwelche Baustoffe und viel unterwegs in ganz Deutschland. Es war keine richtige Beziehung. Eher so eine Art Zweckgemeinschaft und für Gudrun so eine Art Vaterersatz. In ihrer Beziehung, die immerhin fast zehn Jahre hielt, hatte sie nicht viel Erfahrung sammeln können. Es war ihr auch nicht wirklich wichtig. Die Hauptsache war für sie, jemanden zu haben, der zu ihr gehörte.

So war Claudia auch eher ein Zufallsprodukt gewesen und Sigi hatte sich noch vor der Geburt verabschiedet.

Ihr neuer Partner Stefan, mit dem sie seit vier Jahren verheiratet ist, war da ganz anders.

Spontan, ausgelassen und ein bisschen verrückt, auch in puncto Sexpraktiken. Gudrun hatte in der ersten Zeit auch einiges nachzuholen. Doch dann schlief die Experimentierfreude nach und nach mit dem Alltag ein.

Bis vor einem Jahr, als Gudrun die Diagnose Parkinson und Tabletten mit »Nebenwirkungen« bekommen hatte.

»Die wirken bei mir wie Viagra«, hat sie mir verraten und trotz ihrer Erkrankung und aller damit verbundenen Probleme führen die beiden jetzt wieder – zumindest im sexuellen Bereich – eine erfüllte Ehe.

»Stefan ist es manchmal sogar schon zu viel«, sagte sie mir, »aber ich habe erst jetzt so richtig Spaß daran und weiß erst, seit ich die Tabletten nehme, was ein richtiger Orgasmus ist!«

So viel zum Thema Nebenwirkungen in Bezug auf die Sexualität.

Die nächste Frage beim Vorstellungsgespräch in der Klinik irritierte mich auch ein wenig und ich fragte mich langsam, ob die Nebenwirkungen den Nutzen überwiegen.

Die Frage vom Doktor war, ob ich denn ausschließen könne, dass ich an Spielsucht leide.

Ich überlegte kurz und kam dann zu der Ansicht, dass ich diese Nebenwirkung ausschließen könne. Alle drei bis vier Wochen für einige Euro mal Lotto zu spielen, würde ich jetzt nicht als auffällig bezeichnen. Dem stimmte mir der Doktor zu.

Aber dann fiel mir doch eine Veränderung auf, die mich beunruhigte. Nämlich die Tatsache, dass ich seit geraumer Zeit gleich morgens den PC einschalten »musste«, um mal schnell meine Mails zu checken.

Oder dass ich nur eben mal das eine Bild am Computer bearbeiten *musste*. Nur dieses eine Bild. Das eine Bild, das ich schon lange in meinem Kopf hatte.

Das eine, an dem ich schon bis tief in die Nacht gearbeitet habe. Genau genommen bis vor vier Stunden. Also exakt bis 1 Uhr in der Nacht. Und dann habe ich diesen inneren Druck, um fünf Uhr morgens schon wieder weiterzumachen?

Ist das normal?

Ist das nicht auch so eine Art Spielsucht, auch wenn es um künstlerische Gestaltung geht?

Ja, jetzt, wo es der Doktor angesprochen hatte, wurde es mir klar.

Ich saß stundenlang am PC.

Ohne Pause.

Ohne Unterlass.

Genau genommen saß ich jede freie Minute vor diesem Kasten und habe, ja ich möchte es schon Zwang nennen, ununterbrochen meine Bilder künstlerisch bearbeitet. Mein Kopf war voll mit Bildern und Ideen, dass ich einfach nicht aufhören konnte.

Und wenn ich einmal keine Zeit hatte, die Kreativität aus meinem Kopf zu bekommen und in Bilder umzusetzen, dann habe ich mir die Zeit einfach gnadenlos genommen. Und dabei habe ich gar nicht bemerkt, wie die Zeit vergeht.

Und was noch schlimmer war, ich habe dafür meine Familie vernachlässigt.

Einfach so.

Ohne Vorwarnung.

Ohne Rücksicht auf Verluste.

Die Nebenwirkung Spielsucht hat sehr viele Gesichter, wie ich am eigenen Leib erfahren musste!

Martina, 56 Jahre
Martina ist seit sechs Jahren an Parkinson erkrankt und seit zwei Jahren Frührentnerin. Sie hat mir von ihren Problemen mit der Spielsucht erzählt.

Martina hatte keinerlei Ansätze von Spielsucht. Sie lebte allein, zufrieden, in geordneten finanziellen Verhältnissen. Nur mit ihrer Tablettendosierung kam sie in letzter Zeit nicht mehr zurecht. Sie hatte, zumindest hatte sie das so vermutet, bedingt durch die Dopamintabletten, extreme Probleme mit der Verdauung. Sie konnte oft tagelang nicht mehr auf die Toilette gehen und hatte Angst, dass dieser Umstand weitere gesundheitliche Schäden nach sich ziehen könnte.

Ihr behandelnder Neurologe hatte ihr daraufhin zu einem Dopaminpflaster geraten. Mit schlimmen Folgen für Martina.

Martina kann es nicht beweisen, aber sie vermutet ganz stark, dass das Pflaster der Auslöser für die Veränderung war.

Denn, kurz nachdem Martina angefangen hatte, die Pflaster zu verwenden, es waren nach ihrer Erinnerung etwa zehn Tage, spürte sie bereits eine innere Unruhe.

Dann ging sie das erste Mal in eine Spielhalle in der Nähe von ihrer Wohnung.

Das war der Anfang vom Ende.

Beim ersten Mal blieb sie bloß eine Stunde, trank eine Tasse Kaffee und beobachtete nur, was da so um sie herum passierte. Etwas komisch kam sie sich schon vor. An den Spielgeräten waren nur Männer. Als Frau fühlte sie sich dort deplatziert.

Die einzige Frau, die sonst noch im Spielsalon war, war die Frau hinter der Theke, die Geld wechselte und alkoholfreie Getränke ausschenkte.

Als Martina zwei Tage später wieder in den Spielsalon kam, kam sie bereits mit der Frau hinter dem Tresen ins Gespräch und ließ sich die Geldspielautomaten, aus bloßer Neugierde, erklären.

Weitere zwei Tage später warf sie dann die ersten Münzen in den Geldspielautomaten. Nur so um die 20 Euro. Mehr hatte sie nicht dabei.

Dann ging es Schlag auf Schlag.

Fasst täglich ging sie von nun an in das »Playhaus«. Sobald die Rente auf dem Konto war, hob sie diese komplett ab und verspielte zwanghaft einen Großteil davon. Oft tagelang.

Es ist nicht so, dass man bei diesen Automaten nichts gewinnen kann, aber ich denke, wir müssen uns alle nichts vormachen. Meist ist das, was man herausbekommt, kleiner als das, was man investiert hat.

»Ich konnte es nicht mehr kontrollieren. Es war ein Zwang.

Eine Münze nach der anderen musste ich einwerfen. Ich konnte es nicht mehr stoppen. Der Verstand war völlig ausgeschaltet!«, erzählte mir Martina.

Sie hat sogar einen Teil ihrer Möbel verkauft, nur um an das erforderliche Kleingeld zu kommen. Ihrem Arzt hatte sie nichts davon gesagt. Und auch sonst zog sie sich immer mehr zurück.

Als es Spitz auf Knopf stand, dass sie ihre Wohnung wegen Mietschulden räumen musste, nahm sie all ihren Mut zusammen und hat sich ihrem Sohn offenbart.

Der hat sofort reagiert und Martina unterstützt, indem er mit ihr eine Suchtberatungsstelle aufgesucht hat.

Nach einem sechswöchigen Kuraufenthalt und einer kompletten Medikamentenumstellung kann Martina wieder klar denken und hat diese Sucht überwunden.

Es gibt jedoch keine Garantie, dass ein neues, vielleicht anders gelagertes Suchtverhalten auftritt. Und leider ist auch das komplette Ersparte dem Groschengrab zum Opfer gefallen: rund 25.000 Euro in etwa zehn Monaten.

An dieser Stelle möchte ich darauf hinweisen, dass ich weder medizinische Pflaster noch spezielle Präparate infrage stellen möchte. Vielmehr würde ich mir wünschen, dass Ärzte besser auf mögliche Nebenwirkungen hinweisen. In meinem Fall ist das durch ein ausführliches Gespräch erfolgt. Allerdings auch erst in der Klinik und nicht beim behandelnden Neurologen.

Und dann fordere ich alle Angehörigen auf, genau hinzusehen und sich die Packungsbeilagen auch einmal durchzulesen, um sensibilisiert für mögliche Veränderungen zu sein.

Und leider gab es auch im Rahmen meiner Behandlung Medikamente, deren Nebenwirkungen (und über diese Formulierung kann ich rückblickend nur schmunzeln) »hart« waren.

In der heutigen Zeit gibt es eine Vielzahl von Antidepressiva. Die meisten schlagen sehr schnell an. Ich kann nicht erklären, wie es funktioniert. Tatsache ist aber, dass sich nach der Einnahme, in mir ein Gefühl der Befreiung breitgemacht hat. Ängste und Beklemmungen, die mich blockiert haben, lösten sich auf.

Die negativen Gedanken, die sich mehr oder weniger unbewusst in mir aufgestaut hatten, verflogen nach und nach. Erst langsam, dann immer schneller. Mag sein, dass dies zum einen an der Erhöhung der Dosis lag, bestimmt aber auch an der begleitenden psychologischen Betreuung.

Was ich natürlich wieder nicht gemacht hatte, war mich über die Nebenwirkungen zu informieren. Lediglich gegenüber meinem Arzt hatte ich meine Ängste vor einer möglichen Abhängigkeit geäußert. Hintergrund hierfür war, dass ich von Bekannten aus der Selbsthilfegruppe erfahren hatte, dass die meisten Parkinsonpatienten über einen längeren Zeitraum Antidepressiva einnehmen. Ja, diese sogar Bestandteil der normalen Behandlung geworden sind. Daraus schlussfolgerte ich eine gewisse Abhängigkeit.

Diese Befürchtungen nahm mir jedoch der Doktor und wies mich in dem Zusammenhang darauf hin, dass es lediglich gefährlich sein könnte, die Tabletten abrupt abzusetzen, da dies dann zu einer massiven negativen Überreaktion, bis hin zu Suizidgedanken führen könne.

Verständlich, dass mir dieser Gedanke nicht gefiel und daher beobachtete ich mich recht genau, ob ich nun auch noch Suizidgedanken entwickelte.

Gott sei Dank blieb mir das aber erspart.

Doch die »harten« Nebenwirkungen ließen ab einer bestimmten Dosis nicht lange auf sich warten. Impotenz!

Ich kann verraten, das ist nicht zum Lachen und belastet den Betroffenen gleichermaßen wie die Beziehung.

Nun kam es also, wie es kommen musste. Während des Liebesspiels spürte ich unvermittelt, wie sich ohne jegliche Vorwarnung meine Manneskraft sozusagen in Luft auflöste. Im ersten Moment ergriff mich Panik, da mir so etwas bisher noch nie passiert war. Es machte mir richtig Angst, dass ich trotz Erregung keinerlei Erektion mehr hatte. Und das von einer Sekunde auf die andere.

Diese Panik ergriff dermaßen von mir Besitz, dass ich am liebsten davongelaufen wäre.

Bilder schossen mir durch den Kopf.

Komische Bilder.

Erschreckende Bilder.

Oh mein Gott, das auch noch, dachte ich. Reicht es nicht, dass ich schon zittere? Verlässt mich jetzt auch noch die Manneskraft?

Vor meinem inneren Auge sah ich, wie ich vor meiner Frau stehe und sie sich enttäuscht abwendet. Natürlich war das nur ein Gedanke, der mir durch den Kopf schoss, aber was, wenn dieser Fall wirklich eintreten würde? Ich hatte in diesem Moment einfach nur noch Angst, meine Frau zu verlieren, weil ich nicht mehr in der Lage war, »meinen Mann zu stehen«.

Monika spürte und sah im gleichen Augenblick die Veränderung und fragte mich, während sie mich weiter fest in ihrem Arm hielt: »Was ist denn los mit dir?«

»Keine Ahnung!«, antwortete ich und löste mich aus ihrer Umarmung. Trotz der Tatsache, dass wir uns schon ewig kennen, war es mir doch sehr unangenehm jetzt so »schlapp« neben Monika zu liegen. Ich glaube sogar, dass ich in dem Moment rot geworden bin, wie ein Teenager, der zum ersten Mal intim berührt wird.

Ich stand auf, ging in die Küche und zündete mir eine Zigarette an. Monika kam kurz darauf nach.

»Was ist los, Schatz. Bedrückt dich was? Willst du reden?«, fragte sie.

»Ich weiß nicht, was los ist. Ich will ja und habe mich drauf gefreut, aber ER will nicht!«

»Meinst du, das könnte an deinen neuen Tabletten liegen? Ich habe die Packungsbeilage von diesen Depri-Tabletten gelesen, die du seit einigen Tagen nimmst. Da steht was drin von Erektionsminderung. Hast du es nicht gelesen?«

»Nein, ich will überhaupt nicht wissen, was diese Scheißdinger alles für Nebenwirkungen haben!«

»Das verstehe ich, aber wir sollten doch wissen, was sich durch die Tabletten verändern kann, dann kann ich auch auf dich reagieren«, sagte Monika und nahm meine Hand. »Du bist ja auch irgendwie besser drauf, seit du die Tabletten nimmst. Also muss es ja bereits eine Wirkung geben. Bitte sprich doch mal mit deinem Arzt darüber!«

»Okay, mach ich. Und jetzt? Jetzt ist der Abend verdorben, weil ich keinen mehr hochkriege!«

Ich begann zu weinen. Es war so schlimm für mich, die Frau, die ich liebe, in dieser Nacht nicht glücklich machen zu können. Es ist so belastend für mich. Gerade für mich! Auch wenn es abgedroschen klingt: Sex ist für mich auch so eine Art Lebenselixier. Und diese Freude, diesen Genuss, hat mir in letzter Konsequenz jetzt auch noch dieser bescheuerte Parkinson genommen. Antidepressiva verursachen Impotenz, dachte ich, während Monika mich tröstend im Arm hielt. Wie soll man da seine Depressionen loswerden?

Noch in derselben Nacht las ich den Beipackzettel. Alleine. Es war mir noch immer peinlich, versagt zu haben.

Tatsächlich, da stand, dass es *mit hoher Wahrscheinlichkeit ab einer gewissen Dosishöhe zu vorübergehenden Potenzstörungen kommen kann.*

Wenigstens wusste ich jetzt Bescheid, woher das Problem kam und dass es sich um eine vorübergehende Störung handelte.

Mein Arzt bestätigte mir am nächsten Tag das, was ich in der Nacht zuvor gelesen hatte. Spontan schlug ich vor, das Medikament sofort wieder abzusetzen, aber davon riet mir mein Arzt mit Nachdruck ab.

Er sagte mir, dass ich noch nicht so weit sei, jetzt schon das Antidepressivum abzusetzen. Ich müsse erst stabil werden und erst dann würde er das Medikament ganz langsam reduzieren.

Mit stabil meinte er, dass ich erst noch lernen müsse, mich mit meiner Krankheit definitiv abzufinden. Lernen müsse, mit der Krankheit zu leben.

Er bat dann noch meine Psychologin, mich bei der Aufarbeitung zu unterstützen. Und das tat sie dann auch fantastisch. Ich habe ja bereits darüber berichtet.

Es war weiß Gott nicht einfach, Frau Stoffer zu sagen, dass ich keinen mehr hochkriege. Aber sie versteht es einfach, Vertrauen derart schnell aufzubauen, dass auch dieses Thema nach wenigen Minuten kein Tabuthema mehr war.

Im Wesentlich riet sie mir, mit meiner Frau offen über meine Angst und meine Bedenken zu sprechen und mich nicht selbst unter Druck zu setzen. Und dann sprach sie mit mir offen über Sex, Sexualität und Sexpraktiken, die einem bei Erektionsproblemen die Möglichkeit geben, dennoch ein erfülltes Liebesleben zu haben.

Es war wirklich sehr hilfreich, das Thema offen mit der Therapeutin auszudiskutieren. Und es war sehr angenehm zu wissen, dass der nächste »Versuch« mit Monika keinen Druck für mich darstellte.

Wir haben diese Wochen gemeinsam gut durchgestanden und hatten trotzdem Spaß bei unseren Aktivitäten.

Und nachdem die Antidepressiva reduziert wurden, normalisierte sich auch alles wieder.

Ich durfte im Laufe der Zeit Leidensgenossen kennenlernen, die im Gegensatz zu mir einiges mehr an Erfahrung im Umgang mit der Krankheit, dem Umgang mit den Medikamenten und dem Umgang mit deren Nebenwirkungen hatten.

Und da ist es nicht verwunderlich, dass ich hierzu noch einige Sätze hinzufügen möchte.

Da gab es die nette, sehr sympathische Dame, Anfang 40, die Tag und Nacht am PC saß und die Zeit vergessen hatte.

Da gab es den gut aussehenden Mann, Ende 30, der nicht mehr in der Lage war, im Büro auf ein Telefonat zu reagieren, wenn er gerade einen Bericht geschrieben hatte.

Und da gab es die zierliche Frau mit Ende 60, die plötzlich merkte, dass Sex das Salz in der Suppe ist und von dem Moment an alles zu stark würzte.

Ich will die Parkinson-Medikamente nicht verteufeln!

Aber seid vorsichtig!

Beobachtet euch!

Beobachtet eure Veränderungen!

Ich selbst habe einiges an verschiedenen Medikamenten und Dosierungen ausprobiert, zum Teil auch ohne ärztliche Rücksprache, auf eigene Faust (wozu ich ausdrücklich NICHT rate).

Mal war es gut, mal weniger.

An dieser Stelle, und das abschließend, möchte ich lediglich dazu auffordern, auf euch zu achten und auf euren Körper, euern Geist und eure Seele zu hören.

Kein Arzt ist allwissend!

13. Kapitel Beruf

Unwillkürlich musste ich heulen, als ich nach meiner vierzehntägigen Auszeit zu meinem Chef ins Büro ging und ihm sagte: »Ich werde in Zukunft wohl etwas kürzertreten müssen. Ich habe Parkinson.«

Natürlich hatte er die vergangenen Monate schon mitbekommen, dass ich schneller gereizt war und öfter schneller schlappmachte, zum Beispiel in Besprechungen oder bei hohem Arbeitsaufkommen. Und er hatte ja auch mitbekommen, dass ich öfter beim Arzt war wegen »Tennisarm, Kalkschulter und Co.«. Ich habe aber immer noch mein Bestes gegeben, 50 bis 60 Stunden pro Woche ist eigentlich keine unübliche Wochenarbeitszeit, wenn man im Vertrieb erfolgreich sein möchte. Warum auch nicht. Wer gutes Geld verdienen will, zahlt mit seiner Zeit den Lohn dafür zurück.

Aber jetzt hatte das Kind einen Namen: Parkinson.

Stress ist Gift für alle und für uns Parkis ganz besonders, hatte ich mir sagen lassen.

Aber weniger arbeiten? Wie soll das denn gehen? Schließlich habe ich finanzielle Verpflichtungen und natürlich auch Verpflichtungen gegenüber meinem Arbeitgeber. Wer soll denn die Abteilung schmeißen, wenn nicht ich?

Ich muss sagen, mein Chef hatte mehr Verständnis, als ich zu hoffen gewagt habe.

Er nahm die Diagnose zunächst relativ regungslos zur Kenntnis, holte aber dann Erkundigungen ein und bat mich nach einigen Tagen um ein erneutes Gespräch.

Das war echt mehr, als ich erwarten konnte und es war für mich, und das kann ich erst heute richtig beurteilen, der richtige Weg. Offen und ehrlich mit dieser Pechkrankheit umzugehen. Nur so hatte ich die Chance, etwas zu verändern. Und diese Veränderungen waren nicht nur erforderlich, sondern zwingend erforderlich. Denn so wie bisher konnte ich ja nicht weiterarbeiten. Ich hatte also die volle Unterstützung von meinem Chef und konnte mir die erforderlichen Freiräume nehmen, was nicht zuletzt dem Arbeitgeber wieder zugutekam.

Und so war es nicht verwunderlich, dass ich nach dieser sehr positiven Erfahrung dann Stück für Stück alle Kollegen im näheren und weiteren Umfeld informierte. Und auch von Seiten der Kollegen erfuhr ich Unterstützung und echtes Interesse an der Krankheit.

Ich wiederhole an dieser Stelle gern noch einmal, dass für mich die Entscheidung zum offenen Umgang auch aus heutiger Sicht die richtige Entscheidung gewesen ist.

Inzwischen habe ich mich nahezu vollständig aus dem aktiven Vertrieb zurückgezogen und leite die Vertriebsmannschaft. Und das, so glaube ich, ziemlich erfolgreich. Schließlich kann ich ja auf meine eigenen Erfahrungen zurückgreifen. Und nur weil ich selbst nicht mehr an vorderster Front bin, heißt das ja nicht, dass ich den Vertrieb verlernt habe.

Noch immer erfahre ich Unterstützung von Kollegen und dem zwischenzeitlich neuen Chef.

Leider, ja leider, neige ich aber immer wieder dazu, in alte Strickmuster zu verfallen und die Arbeitszeiten »open end« zu verlängern und die Pausenzeiten am Schreibtisch zu verbringen.

Klar, das wird sich auch in Zukunft nicht ganz vermeiden lassen und das wissen wir alle, aber nachdem meine Mannschaft um die Situation weiß, kann ich mich gut auf sie verlassen.

Und so sind es meine Kollegen, die mich immer mal wieder daran erinnern, Pause zu machen.

Alles in allem kann es daher nicht schaden, offen und ehrlich um Hilfe zu bitten und diese auch anzunehmen.

Schließlich verbringen wir in der Regel mehr Zeit mit unseren Kolleginnen und Kollegen als mit dem eigenen Partner.

14. Kapitel Unterstützung

Im Kapitel 9 habe ich ja bereits einiges zu diesem Thema gesagt.

Ich möchte aber in diesem Kapitel nochmals explizit darauf hinweisen, dass die Entscheidung, wie offen jemand mit seiner Behinderung oder Einschränkung umgeht, bei jedem Einzelnen selbst liegt. Hier gibt es sicherlich kein Richtig oder Falsch.

Aber das Thema Unterstützung beinhaltet ja nicht nur den offenen Umgang mit Defiziten.

Es bedeutet vielmehr auch, die persönliche Scheu zu überwinden, Hilfe und Unterstützung aktiv einzufordern und anzunehmen. Nicht nur in der Arbeit, sondern auch im täglichen Leben.

Ich habe selbst sehr unterschiedliche Erfahrungen damit machen müssen.

So weiß ich, dass es besonders jüngeren Menschen (zu denen ich mich mit 44 Jahren noch zähle), und noch dazu, wenn eine Behinderung nicht offensichtlich ist, schwerfällt.

Beispiel:

Sie sind beim Einkaufen und haben zwei Tüten gefüllt und den Rucksack haben Sie auch noch vollgestopft. So bepackt möchten Sie die kurze Strecke jetzt nach Hause laufen.

Okay. Doch was passiert, wenn Sie es nicht schaffen, den Arm in die zweite Schlaufe des Rucksacks einzufädeln? Und Sie stehen da und haben keine andere Möglichkeit, das eben Erworbene zu transportieren.

Was also tun?

»Entschuldigung, ich habe Parkinson und deshalb komme ich nicht in die Schlaufe meines Rucksacks. Wenn Sie mir vielleicht kurz helfen könnten? Das wäre sehr freundlich von Ihnen!«

Was glauben Sie?

Mal abgesehen davon, dass Menschen beim Einkaufen sowieso total unter Stress stehen. Wer wird Ihnen zuhören und spontan verstehen, dass Parkinson keine ansteckende Krankheit ist?

Aus meinen Erfahrungen empfehle ich daher, gegenüber fremden Menschen nicht unbedingt mit der Tür ins Haus zu fallen und Leute so anzusprechen.

Besser, Sie versuchen es mit Menschen, die etwa im gleichen Alter wie Sie sind und verwenden eine Notlüge: »Hallo, können Sie mir schnell mal den Träger vom Rucksack halten, ich habe Schulterprobleme und komme nicht ran!«

Natürlich kann ich keine Garantie übernehmen, dass Sie dann die Hilfe bekommen, die Sie gerade benötigen. Aber bei mir hat es bisher fast immer funktioniert.

Doch das Thema Unterstützung ist viel umfassender.

Es geht um Unterstützung anfordern,
Unterstützung annehmen,
Unterstützung einfordern,
für Unterstützung kämpfen.

Anfordern – im Alltag, im Beruf, in der Familie.

Annehmen – zulassen, dass man im Laufe der Zeit nicht mehr alles alleine machen kann.

Einfordern – aktiv werden und auf andere zugehen, auch wenn es manchmal schwer ist.

Kämpfen – das geht nicht, das gibt es nicht, das kann man nicht. Wer beim ersten Mal aufgibt, verzichtet unter Umständen auf seine Rechte. Sei es die ausführliche Beratung beim Arzt, das Medikament, das die Kasse nicht zahlen will, die Kur, der Behindertenausweis.

Eigentlich ganz normale Dinge, aber manchmal vergessen wir dann doch, dass es Sonderrechte gibt, auf die wir aber sicherlich gern verzichten würden.

Unterstützung bedeutet aber auch, mit Menschen, die das gleiche Schicksal mit einem teilen, zu sprechen. Und zwar ganz offen zu sprechen.

Ich habe sehr gute Erfahrungen mit einer Selbsthilfegruppe gemacht, zu der ich aus Versehen gestoßen bin.

In dieser Selbsthilfegruppe für jüngere »Parkis«, habe ich sehr schnell Freunde gefunden. Wir reden offen über unsere Probleme und Ängste und diskutieren darüber, was die Zukunft noch so bringen wird.

Es ist schön und gewinnbringend für alle Beteiligten und ich kann nur allen empfehlen, sich eine passende Selbsthilfegruppe zu suchen. Schließlich heißt es nicht umsonst: Geteiltes Leid ist halbes Leid.

Und falls jemand denken sollte, dass wir da nur zitternd rumsitzen und uns beweihräuchern, weit gefehlt.

Wir lachen, trinken, essen, feiern!

Manchmal denke ich, dass wir »Parkis« das Leben oft mehr genießen, als so mancher »Normalo«.

15. Kapitel Bewegung

Wie gestaltet sich der Alltag eines Menschen, der an Parkinson erkrankt ist?

Was denken Sie?

Sitzt er den ganzen Tag da und zählt seine Tabletten?

Oder sitzt er den lieben langen Tag zitternd vor dem Fernseher?

Vielleicht! Ich kenne diese Parkinsonpatienten in jedem Fall nicht.

Natürlich kommt es auf den Status der Erkrankung an, das ist logisch. Dass der »Parki«, der bereits im Rollstuhl sitzt, nicht mehr zum Schlittschuhlaufen geht, ist völlig klar.

Aber das trifft ja nicht für jeden zu.

Die »Parkis«, die ich kenne, und das sind inzwischen einige, sind in der Regel noch sehr aktiv. Was soll ich sagen, sie sind sogar fast alle aktiver denn je.

Anhand einiger Beispiele möchte ich das aufzeigen.

Gabi

Seit vier Jahren in Rente, erst 48 Jahre alt und seit sechs Jahren an Parkinson erkrankt. Leider hat sie recht schnell durch die Krankheit ihren Beruf als Arzthelferin aufgeben müssen. Die Feinmotorik erlaubt es ihr nicht mehr, am Computer oder mit der Hand zu schreiben.

Gabi war schon immer ein sportbegeisterter Mensch, jedoch fehlte meist die Zeit dafür. Seit sie nun in Rente ist, kann sie sich voll auf sich und ihren Sport konzentrieren.

Sie hat begonnen, sich zu disziplinieren und ist in der Art, ihren Sport zu praktizieren, für mich absolut vorbildlich.

So fährt sie nach einem festgelegten Stundenplan tagaus, tagein mindestens 45 Minuten mit dem Fahrrad. Dabei kommt es weniger auf die Strecke an, die sie dabei zurücklegt, als vielmehr auf die Art, zu fahren. So führt sie ihr Weg im wahrsten Sinne des Wortes über »Stock und Stein«.

Dabei trainiert sie ganz gezielt ihren Gleichgewichtssinn und die Koordination von Händen und Beinen. Natürlich könnte sie auch auf einem ausgebauten Radweg fahren. Aber der Lerneffekt ist auf diese Weise weitaus größer.

Damit es ihr nicht zu langweilig wird und vor allem, wenn das Wetter schlecht ist, hat sie noch mit dem Hallenklettern begonnen. Auch hierbei kann sie Ausdauer, Koordination und nicht zuletzt die beinahe vollständig verlorene Feinmotorik super trainieren.

Besonders das Einhängen und Befestigen der Karabinerhaken, um sich vor einem Absturz zu sichern, fiel ihr sehr schwer. Das tut es auch heute noch manchmal, aber sie hat durch eigene Erfahrung gelernt, dass es da nicht hilft, nervös zu werden. Im Gegenteil. Mit Ruhe und Konzentration schafft sie es meist doch. Und wenn gar nichts mehr hilft, dann gibt es ja noch den Partner am Boden, der sie sichert und nach unten ablassen kann.

Inzwischen hat sie sogar eine Lizenz erworben, selbst Kletterkurse geben zu dürfen. Darauf ist sie zu Recht sehr stolz.

Rainer

Seit sechs Jahren teilerwerbsunfähig ist Rainer, 54 Jahre jung und seit 14 Jahren Parkinsonpatient. Rainer war schon immer eher der Gemütliche, dessen Lieblingssport es war, anderen zuzusehen, wie sie schwitzen.

Er ist einer von den 8 Millionen Fußballtrainern, die alles besser wissen, ohne je einen Ball ins Tor geschossen zu haben (nicht böse sein Rainer, aber das ist die Wahrheit).

Aber auch er hat durch seine Krankheit körperliche Einschränkungen in Kauf nehmen müssen. So gelang es ihm irgendwann nicht mehr, seine Arme richtig zu bewegen. Da half dann nur noch, Sport zu treiben.

Da Rainer es schon immer hasste zu laufen, musste es also eher ein Standsport sein. So begann er mit Bogenschießen.

Die Bewegung, die Konzentration, das Anspannen und Loslassen trugen im Laufe der Zeit Früchte und so gelang es ihm durch konsequentes Training, seine Bewegungsfreiheit wesentlich zu verbessern.

Als letztes Beispiel möchte ich auch noch etwas über mich erzählen.

Bedingt durch Arbeit, Familie und eine große Portion Faulheit, bedeutete Sport für mich eine Woche Skifahren im Jahr und die üblichen fünf Kilometer »langen« Radtouren in den Biergarten.

Besser als nichts, aber doch eigentlich viel zu wenig.

Mit Beginn der Krankheit und dem Klinikaufenthalt wurde ich an die »Ausübung von Bewegungen« herangeführt. Sport möchte ich das noch nicht nennen.

Durch die Therapie in der Klinik, besonders aber durch meine Frau habe ich dann Yoga entdeckt. Einige werden jetzt bestimmt schmunzeln und sich fragen, was Yoga und Sport miteinander gemein haben. Aber ich rate allen, die Yoga nur als eine Art »da sitze ich und sage OM« kennen, nur eine einzige Stunde intensiv Yoga zu betreiben!

Als Beispiel: Alleine beim Sonnengruß finden über 160 Muskelbewegungen statt! Und das sind nicht gerade wenige.

Da ich nun beim Yoga merkte und auch sah, was für ein fauler Sack ich geworden war, habe ich mir gesagt, dass sich das ändern muss!

Aber da war ja noch dieser Schweinehund, der mir einredete, dass ein- bis zweimal in der Woche Yoga zu machen, völlig ausreichend wäre. Mit dem Schweinehund meine ich in diesem speziellen Fall nicht einmal den »Parki« in mir, sondern den Schweinehund, der in jedem von uns steckt!

Drei Monate redete ein inzwischen sehr guter Freund auf mich ein, ihn in sein Karatetraining zu begleiten. Und drei Monate war mir jede Ausrede recht, um nicht hinzugehen.

Eines Tages sagte dann mein jüngster Sohn, er wolle gern in Karate und ich soll doch wenigstens einmal mit ihm dort hingehen und ein Probetraining machen.

So gingen wir also am Samstagmorgen »zum Schnuppern«. Am Nachmittag desselben Tages kauften wir uns Karateanzüge und meine Frau muss seither drei bis viermal in der Woche auf mich verzichten, weil ich zum Training gehe. Dafür bekommt sie langsam wieder ein Stückchen ihres »alten Gerhards« zurück, da ich mich wieder besser und schmerzfreier bewegen kann.

Aber trotzdem warne ich alle, mit Karate anzufangen, da es ein sehr hohes Suchpotential hat (das ist natürlich als Scherz gemeint!).

Aber natürlich dreht sich der Alltag nicht nur um Sport, obwohl dieser einen Teil des Lebens unbedingt einnehmen sollte.

16. Kapitel Veränderung

Was ich nicht verschweigen möchte, ist die Tatsache, dass diese vermaledeite Krankheit einige, nein, sehr viele Veränderungen mit sich gebracht hat und auch noch mit sich bringen wird.

Ich erspare es den Lesern an dieser Stelle, über alle und jegliche Veränderungen, die auftreten können, zu berichten. Das hebe ich mir auf und schreibe vielleicht ein zweites Buch darüber …

Deshalb möchte ich eher allgemein über Veränderungen schreiben. Diese Veränderungen möchte ich in zwei Kategorien aufteilen.

Und gleich vorweg: Ich erhebe keinen Anspruch darauf, dass dies die wichtigsten oder einzigen »Beschwerden« sind oder sein können! Es sind aber die Veränderungen, die mir am wichtigsten erscheinen.

Kategorie A
Körperliche Veränderungen

Es ist ja wohl inzwischen allen klar, dass die Erkrankung an Parkinson erhebliche körperliche Einschränkungen mit sich bringen kann und mit hoher Wahrscheinlichkeit auch mit sich bringen wird.

Da ist in erster Linie das Zittern, das für alle sichtbar ist.

Da ist je nach Grad der Ausprägung, oder besser des Absterbens, das klassische Botoxgesicht und die Probleme mit der Motorik im Allgemeinen.

All diese Veränderungen in der Bewegung, und soweit ich es beurteilen kann, handelt es sich um Bewegungen aller Art, verändern in erster Linie die Wahrnehmung der anderen zur eigenen Person.

Inzwischen habe ich auch einen Blick für »Parkis« entwickelt. Die Art zu gehen, sich zu bewegen ist klassisch bei dieser Erkrankung.

Es ist leider so, dass Menschen, die keine oder nur eine geringe Mimik zeigen oder zeigen können, bei Gesprächsrunden oft nicht mehr ganz ernst genommen werden.

Der Mensch an sich, so meine Beobachtung, benötigt bei einer Unterhaltung eine Art von Rückmeldung.

Diese erhält er von seinem Gesprächspartner über die Augen, den Mund, das Stirnrunzeln und so weiter. Jeder sollte es selbst einmal versuchen, ein Gespräch ohne diese Hilfsmittel zu führen. Unterhalten Sie sich das nächste Mal mit jemandem und schauen Sie dabei immer gleich. Ohne sichtbare Regung. Bereits nach kurzer Zeit wird Ihr Gesprächspartner das Interesse an der Unterhaltung verlieren oder sichtlich irritiert sein. Je nachdem, wie gut Sie sich kennen, wird er unter einem Vorwand die Unterhaltung beenden.

Warum? Weil er denkt, dass Sie an dem Gespräch nicht interessiert sind.

Wenn Sie sich das trauen nachzustellen, werden Sie zukünftig bewusster mit Ihrer Mimik umgehen und sensibler darauf achten.

Oder versuchen Sie einmal etwas anderes: Gehen Sie in ein großes Kaufhaus. In der Regel sind da doppelte Glastüren, die einen sogenannten Windfang bilden. Gehen Sie durch die erste Tür und bleiben Sie dann vor der zweiten im Windfang stehen.

Wie angewurzelt. Einfach so.

Ohne Vorwarnung (für daraus entstehende Risiken kann ich leider keine Haftung übernehmen).

Blicken Sie auf den Boden und bewegen Sie sich nicht mehr.

Warten Sie.

Was wird passieren?

Überlegen Sie.

Nichts!

Ich möchte Sie lediglich in eine Situation bringen, die sich »FREEZING« nennt.

Einfrieren.

Ein Phänomen, unter dem viele Parkinsonpatienten leiden.

Warum und wieso das so ist, kann und will ich an dieser Stelle nicht ausführen.

Natürlich gibt es Strategien, die man als Betroffener erlernen kann, um diesen sicherlich sehr unangenehmen Situationen auszuweichen. Es ist mir aber sehr wichtig, dass möglichst viele Menschen dieses Phänomen kennen, um ggf. auf die oder den Betroffenen richtig reagieren zu können. Also sollten Sie jemanden in einer solchen Situation stehen sehen, sprechen Sie ihn doch einfach mal an.

Leider musste ich die Erfahrung machen, das viele Erkrankte aufgrund ihrer körperlichen Veränderung den Rückzug angetreten haben. Dies hat natürlich weitere Veränderungen und Probleme zur Folge.

Ich selbst bin trotz meiner körperlichen Defizite gern unter anderen Menschen. Ob im Sportverein, in der Arbeit oder sonst wo. Je mehr ich das tue, um so »normaler« gehen andere mit mir um. Auch wenn es das eine oder andere Mal Überwindung kostet, so lasse ich mich durch meine körperliche Einschränkung so wenig wie möglich in meiner Lebensgestaltung einschränken. Das muss man üben, kann man aber lernen. Und ich würde mir wünschen, dass möglichst viele meinem Beispiel folgen werden.

Kategorie B
Geistige Veränderungen
Ich merke schon, dass ich anders denke als noch vor zwei Jahren. Ich konzentriere mich mehr auf mich und meine Bedürfnisse. Das Problem dabei ist, dass ich es oft selbst nicht merke und auch nicht weiß, warum das so ist. Sind es die Tabletten, die meinen Geist, meine Gefühle und Empfindungen verändern, oder ist es die Krankheit selbst, die mich so anders werden lässt?

Ich denke, dass es darauf keine eindeutige oder sogar einheitliche Antwort gibt.

Wahrscheinlich ist es eine Mischung aus beiden Umständen.

Aber die Tatsache, dass es verschiedene Tabletten gibt, die auf Empfindungen und Gefühle Einfluss nehmen, ist allerdings unumstößlich. Diese Erfahrung habe ich selbst gemacht.

Derzeit bin ich in der glücklichen Lage, wieder viele meiner Empfindungen unter Kontrolle zu haben. Obwohl mich nach wie vor meine Frau immer wieder auf Veränderungen hinweist, die mir selbst nicht auffallen.

Eine davon ist mein Verhalten in Stresssituationen. Diese Situationen empfinde oftmals nur ich als *Stresssituation*, aber nicht meine Frau oder die Menschen um mich herum.

Hierzu ein Beispiel:

Eines Abends sitzen wir ganz entspannt zusammen und reden über dies und das. Wir unterhalten uns über die Arbeit und welche Termine in der nächsten Zeit so anstehen, als das Thema ganz belanglos auf die alltägliche Hausarbeit kommt.

Die Stimmung ist eigentlich entspannt und Monika erwähnt zum Beispiel, dass sie davon ausgegangen ist, dass ich am Morgen den Geschirrspüler ausräume und sie möchte nur gerne wissen, warum ich es nicht getan habe.

Da kommt es schon mal vor, dass ich auf eine solche Frage unwirsch reagiere und die Gegenfrage stelle, ob sie glaubt, dass ich sonst nichts zu tun hätte.

Ein totaler Irrsinn, so zu reagieren. Aber manchmal passieren solche Situationen, und noch bevor ich reagieren, ja vernünftig nachdenken kann, kippt meine Stimmung schlagartig und wir streiten wegen solch banaler Dinge.

Ich versuche natürlich, mich diesbezüglich zu kontrollieren, aber leider gelingt mir das oftmals nicht.

Es wäre vermessen, von seinem Partner zu erwarten, solche Situationen vorauszusehen und das Thema erst gar nicht anzuschneiden. Vielmehr haben wir beide die Erfahrung gemacht, souveräner mit solchen Situationen umzugehen, wobei die Einsicht in diesem Moment vom Partner ausgehen muss/sollte.

Meine Frau erkennt solche entstehenden Situationen zwischenzeitlich sehr schnell. Dann wechselt sie das Thema und bringt es gegebenenfalls zu einem späteren Zeitpunkt in einem anderen Zusammenhang noch mal an. Zum Beispiel, indem sie das Pferd von hinten aufzäumt und fragt, ob ich in der Arbeit viel zu tun hätte und deshalb nicht mehr an den Geschirrspüler gedacht habe. Das ist natürlich nur ein Beispiel mit dem Geschirrspüler, klappt aber auch bei anderen Themen sehr gut.

Ich habe mir im Gegenzug angewöhnt, sofern ich noch rechtzeitig die Kurve kriege, kurz den Raum zu verlassen, zum Beispiel, um auf die Toilette zu gehen und über die Antwort erst einmal nachzudenken.

Natürlich klappen die Tricks nicht immer und in allen Momenten, aber wir haben es zumindest geschafft, den einen oder anderen Streit damit erst gar nicht aufkommen zu lassen.

17. Kapitel Angst

»Hast du eigentlich Angst vor der Zukunft?«, fragt mich mein bester Freund.

»Nein!«

»Warum nicht?«

Die Antwort kann ich sehr leicht geben: »Weil ich weiß, was auf mich zukommt und ich mit dem Schlimmsten rechne!«

Und dann schaut er mich an und kann die Antwort nicht verstehen.

»Schau mal«, sage ich zu ihm, »angenommen ich hätte Krebs. Müsste ich dann nicht immer in der Angst leben, dass nach dem Entfernen des Krebsgeschwürs irgendwo im Körper ein neuer Krebs entsteht?«

»Ja«, sagt er und ich merke, dass er zwar meine Worte, aber den Sinn dahinter noch nicht versteht.

»Ich bin unheilbar krank, richtig?«

Er bejaht die Frage.

»Ich weiß, dass es zwar Linderung, aber keine Heilung gibt.«

Er nickt zustimmend und ich merke, dass er langsam begreift.

»Wäre ich sehr schwer krank und könnte zum Beispiel durch eine komplizierte Operation geheilt werden, so bliebe doch immer die Angst, dass ein Teil der Krankheit übersehen wurde und dann von Neuem beginnt. Diese Angst habe ich nicht, weil meine Krankheit nicht heilbar ist!«

»Und du hast keine Angst davor, was möglicherweise noch alles auf dich zukommen kann?«

»Doch«, sage ich.

»Aber eben hast du gesagt, du hast keine Angst
vor der Zukunft!«

»Da hast du recht! Vor der Zukunft braucht auch
keiner Angst zu haben. Die kann kein Mensch be-
einflussen, ändern oder aufhalten.

Ich liebe die Zukunft! Ich liebe das Leben!«,
sage ich und strahle über das ganze Gesicht, weil
es meine volle Überzeugung ist. »Aber es wäre
gelogen zu sagen, dass ich keine Angst habe vor
sich verändernden Situationen. So habe ich Angst
davor, meine Familie mit meiner Krankheit zu be-
lasten. Ich habe Angst davor, mich nicht mehr
selbst verwirklichen zu können und ich habe Angst
davor, mich irgendwann selbst nicht mehr zu kennen. Aber diese Angst kann man bekämpfen, indem man keine Angst vor der Zukunft hat. Die
Zukunft ist dein Freund. Jeder Tag fängt in der Zukunft an und endet in der Vergangenheit. Dazwi-
schen liegt das Jetzt. Freu dich auf die Zukunft,
dann erlebst du ein schönes Jetzt und blickst dann
glücklich in die Vergangenheit.«

»Sagt das Konfuzius?«

»Nein, das sage ich!«

»Und woher willst du das wissen?«

»Weil ich unheilbar krank und mir dessen bewusst bin!«

»Und du meinst, das ist die Lösung, keine Angst
zu haben vor der Zukunft?«

»Ja«, sage ich und bin mir im Klaren, dass der Weg bis hierher steinig war und auch in Zukunft steinig bleiben wird.

Es ist meine positive Einstellung zum Leben, die es mir erlaubt, so zu denken. Und ich freue mich mit jedem, der bereit ist, den steinigen Weg zu gehen.

18. Kapitel »Parki und ich«
Die Ausstellung

»Das Geheimnis der Kunst liegt darin, dass man nicht sucht, sondern findet«, lautet ein Zitat von Pablo Picasso.

Ich maße mir bei Weitem nicht an, mich mit einem Künstler wie Picasso auch nur im Entferntesten vergleichen zu wollen!

Nicht zu suchen, sondern zu finden war jedoch der Schlüssel bei der Gestaltung meiner Bilder zur Ausstellung »Parki und ich« in der Schön Klinik.

Diese Ausstellung war für mich die erste Möglichkeit, meine Kunst öffentlich zu präsentieren. Es war mir völlig klar, dass meine Bilder kein breites Publikum ansprechen werden. Geschweige denn, dass sich jemand »einen Schumann« in sein Wohnzimmer hängen wird.

Aber darum geht es mir auch gar nicht. Vielmehr möchte ich: mich selbst zum Ausdruck bringen, meine Gefühle sichtbar machen, dem Betrachter, egal ob behindert oder nicht, zeigen, welche Gedanken den Betroffenen mit dieser Erkrankung bewegen und nicht zuletzt möchte ich meiner übersprudelnden Kreativität Ausdruck verleihen.

Jedes meiner Bilder aus der Ausstellung erzählt eine Geschichte und diese Geschichten gibt es hier zum Nachlesen, Nachdenken, Nachfühlen. Viel Spaß damit!

»Parki und ich« ist das Titelbild der gleichnamigen Ausstellung in der Schön Klinik München Schwabing.

Inspiriert wurde ich zu dem Bild, als ich den Entschluss fasste, mich künstlerisch mit meiner Erkrankung auseinanderzusetzen.

Die Idee ist hierbei die Mischung aus einem Teil des scharfen und dem anderen Teil des unscharfen Bildes.

Bewusst habe ich hierbei das Bild in vier Teile geteilt und wieder zusammengesetzt.

Unten links befindet sich der größte Bildteil und er ist scharf dargestellt. Dieser Bereich des Bildes symbolisiert meinen größten Teil des Lebens. Daneben, verschwommen, ist meine zweite, weitaus kleinere Hälfte. Darin befindet sich mein Kollege »Parki«.

»Parki« hat mit seinem Kommen mein Leben auf den Kopf gestellt, aber ich habe und werde auch weiterhin dagegen kämpfen, dass er der größere Teil von mir wird.

Auch wenn er manchmal über mir steht (Bildteil oben links), so bin ich doch der größere Teil und klar zu erkennen (unten links).

Und ich versuche, ihn so klein wie nur möglich zu halten und deshalb versuche ich ihn zu drücken und zu treten (Bildteil oben rechts) und aus dem Bild zu schieben (Bildteil unten links).

Würde man die Flächen des »scharfen« und des »zappelnden, unscharfen« Gerhard ausschneiden und übereinanderlegen, so wäre am Ende zu erkennen, dass der »scharfe« Gerhard den größeren Teil des Bildes und damit für sein Leben beansprucht.

»Parki und ich« – ein Leben mit dem hinterhältigen Feind.

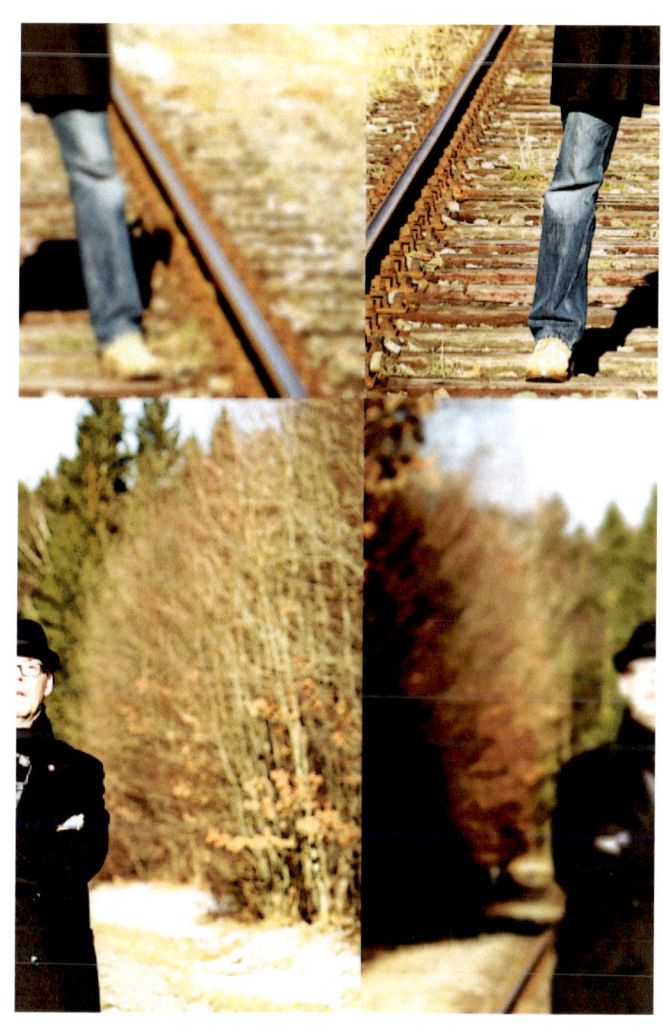

Bildtitel: Parki und ich
Bildart: Selbstporträt
Aufnahmeort: Germering bei München
Fertigungszeit: ca. 15 Stunden

121

Als ich bei einem Firmenausflug mit meinen Kollegen am Gardasee in einem Café saß, hatte ich plötzlich das Gefühl, dass mich jemand ansieht. Als ich mich umdrehte, sah ich gerade noch, wie der andere schnell wegschaute. Er hatte meine zitternde Hand beobachtet, die auf dem Tisch lag.

Warum hat er mich beobachtet? Warum interessiert ihn das?

Ist er ein Voyeur? Hofft er, ich verschütte mein Getränk?

Es geht mir öfter so, dass ich das Gefühl habe, von fremden Menschen beobachtet zu werden, wie ich zittere. Und wenn ich sie beim »Spannen« erwische, dann schauen sie schnell weg.

Die Augen, die dich heimlich beobachten.

Die Augen, die dich verfolgen.

Die Augen, die alles sehen, auch wenn du es nicht willst.

Die Augen, die jede Bewegung aufsaugen.

Es ist mir unangenehm, wenn ich spüre, heimlich beobachtet zu werden. Ich denke, dass es jedem Menschen so geht. Egal ob krank oder gesund.

Die Aufnahmen der Augen sind alle am Gardasee entstanden. Alle Augen sind von Menschen, die ich kenne und die mir etwas bedeuten.

Die Augen auf dem Bild fliegen ins Zentrum, als würden sie aufgesaugt. Das ist die Idee dabei.

Gaffende Augen werden einfach aufgesaugt und verschwinden. Zurück bleibt das Licht der Sonne, deren Reflexe man bereits auf dem Bild erkennen kann.

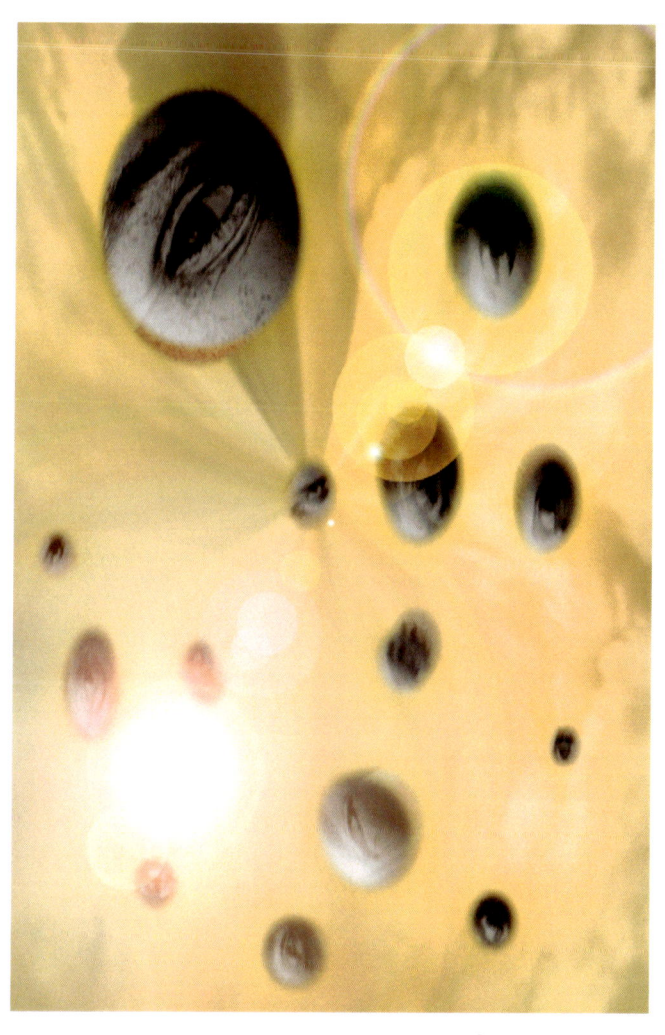

Bild 2

Bildtitel: Die Augen
Bildart: Bildcollage
Aufnahmeort: Gardasee
Fertigungszeit: 12 Stunden

Das Bild symbolisiert die Zellen im Gehirn.

Die Forschung weiß inzwischen sehr viel über das Gehirn. Wie es funktioniert und welche Bereiche welche Aufgaben übernehmen. Man kann sogar das Gehirn bei seinen unterschiedlichen Tätigkeiten fotografieren.

Was nicht möglich ist, die Intelligenz sichtbar zu machen. Und was auch nicht möglich ist, den Auslöser für Parkinson zu definieren. Zumindest noch nicht.

Das Gehirn. Eine Wunderwelt aus Zellen und Energie. Wie Pilze oder kleine Raumschiffe stelle ich mir die Gehirnzellen vor, die in einer geordneten Unordnung ihre Arbeit verrichten.

Und die kleinen »Dopaminis« treten in den Hungerstreik und sterben einfach ab. Und keiner kann sagen, wie wir das verhindern können. Auch das »Füttern« mit ihrem Lieblingsgericht kann im Idealfall zwar eine Verlangsamung bewirken, nicht aber das defensive Absterben aufhalten.

Die Bildidee entstand, als ich mir meine Bilder vom Gehirn angeschaut habe, die als Nachweis für meine Erkrankung erstellt wurden.

Klar ersichtlich ist auf den Bildern, dass die Zellen in meiner linken Gehirnhälfte bereits vermehrt abgestorben sind, was das Zittern meiner rechten Körperhälfte als optische Auswirkung hat.

Das Gehirn. So bekannt und doch so fremd.

Die Zellen im Gehirn. So fleißig und doch so anfällig.

Unbekannte Welten – zuständig für Träume und Empfindungen.

Unbekannte Welten – der Mittelpunkt des Lebens, der Krankheit und des Sterbens.

124

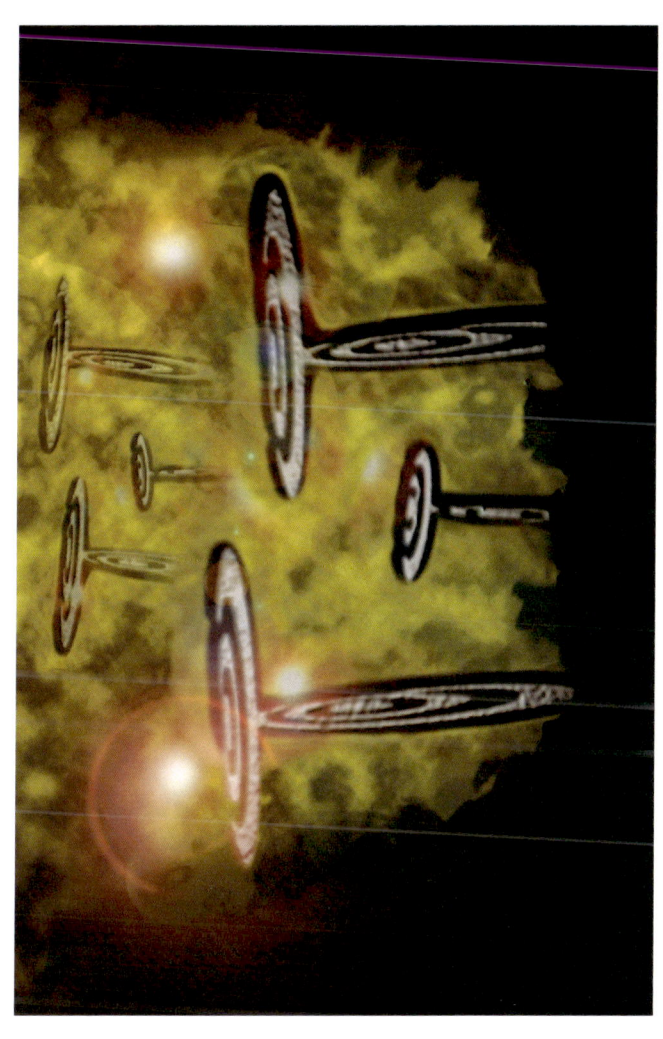

Bild 3

Bildtitel: Unbekannte Welten
Bildart: Digitale Zeichnung
Aufnahmeort: Home-Office
Fertigungszeit: 10 Stunden

Zu diesem Bild wurde ich inspiriert, als ich über einen mir bekannten Parkinsonpatienten erfuhr, dass er krankheitsbedingt seine Sprache verloren hat.

Mir war sofort klar, wie das Bild aussehen wird.

In meinem Bildarchiv wurde ich sofort mit einem Porträt meiner Frau fündig und bearbeitete es digital. Das Ergebnis ist inzwischen mein Lieblingsbild geworden.

Das Bild ist in blassen Grautönen gehalten. Erst auf den zweiten Blick ist der Fehler, der fehlende Mund, zu erkennen. Der Betrachter wird durch die leuchtenden Augen, die geradezu Hilfe suchend starren, gefangen genommen.

Wer stumm ist, muss sich Wege suchen, mit der Außenwelt zu kommunizieren. Was, wenn man keine Gebärdensprache kann und körperlich nicht in der Lage ist, etwas aufzuschreiben?

Da bleiben nur die Augen, um dem Gegenüber etwas über seine Gefühle und Empfindungen mitzuteilen.

In diesem Fall muss jeder Betrachter selbst entscheiden, ob die Augen Hilfe suchend, ängstlich oder sogar bedrohlich in die Welt blicken.

»Der Fehler« im Kopf hat sich einen Weg gesucht, sichtbar zu werden.

Der Fehler im Kopf heißt in unserem Fall Parkinson. Parkinson, die Krankheit der tausend Gesichter.

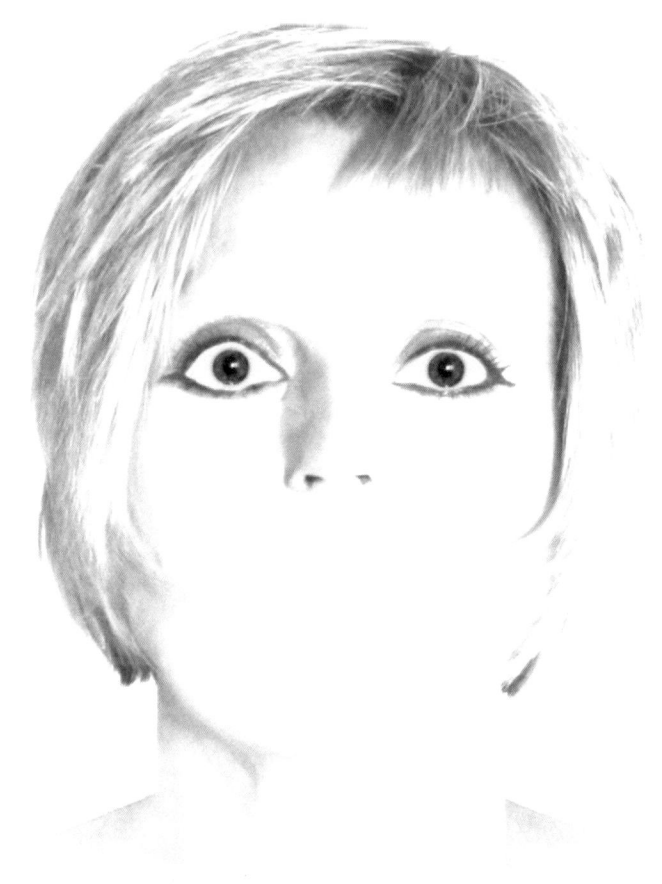

Bild 4

Bildtitel: Der Fehler
Bildart: digitale Verfremdung
Aufnahmeort: Home-Office
Fertigungszeit: 15 Stunden

Das Om, auch Mantra genannt, ist für alle, die sich mit Yoga beschäftigen, das mächtigste Symbol überhaupt. Dieses Mantra symbolisiert den Ursprung aller Sprachen und Gedanken sowie aller Töne und Buchstaben.

Die Yogalehre sagt auch: Om ist das ewige Wort für alles. Das, was war, das, was ist, das, was sein wird.

Auch ich habe mich seit einiger Zeit am Yoga versucht und das nicht nur, weil meine Frau ein ambitionierter Yogi ist.

Yoga bedeutet mir sehr viel. Entspannung. Ruhe. Friede. Selbstfindung.

Viele Menschen lachen über Yoga. Heute weiß ich, dass diese Menschen, ja ich sage es geradeheraus, dumm sind.

Dumm im Sinne von, dass sie auf etwas verzichten, was ihr Leben bereichern und sie zu einem glücklicheren Leben führen würde.

Ich bin der Überzeugung, dass Yoga nicht nur den Kranken hilft, sondern vielmehr auch Krankheiten vorbeugen kann.

Das Bild zeigt kleine Om, die sich wie durch einen Strudel auf das große Om zubewegen. Dadurch wird das große Om immer klarer, stärker und mächtiger.

Bis es eines Tages alle Om in sich versammelt hat und die ganze Welt, ja das ganze Universum mit einem einzigen Klang erfüllt und am Ende der Zeit über allem steht.

Die Idee zu dem Bild kam mir, wie kann es anders sein, in einer Yogastunde, als alle Teilnehmer das Om sagten und der Raum durch diesen Klang erfüllt war.

Es war ein wundervoller, friedvoller Moment in meinem Leben, der das Bild in meinem Kopf entstehen ließ. Vielleicht ein Zeichen?

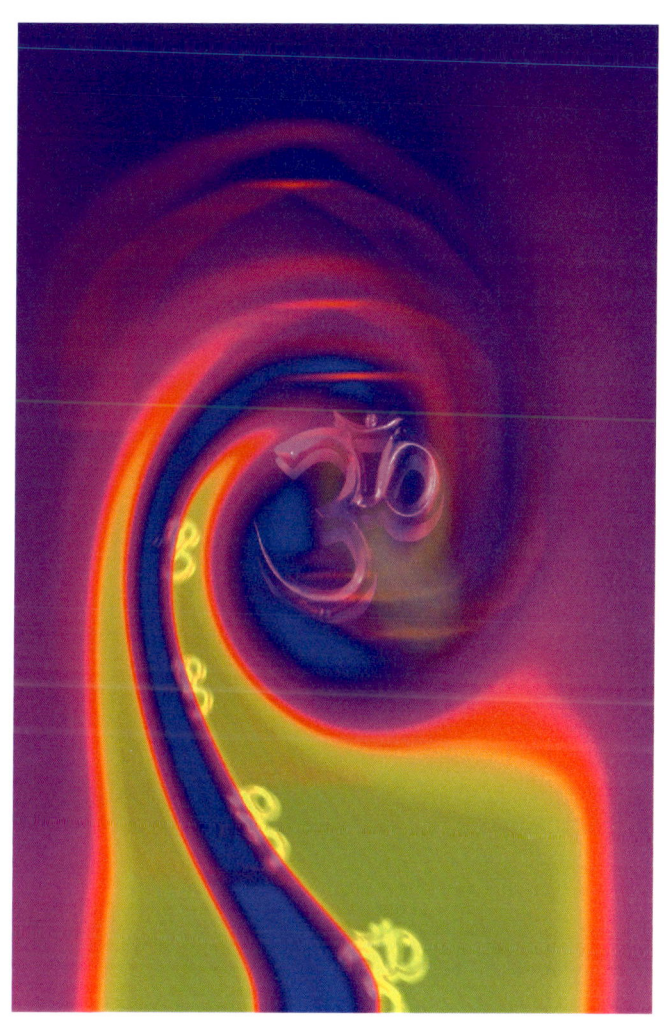

Bildtitel: Das Om
Bildart: Fotocollage und PC-Malerei
Aufnahmeort: Home-Office
Fertigungszeit: 5 Stunden

Bei diesem Bild handelt es sich um eine Fotomontage, die ich gerne erstellen wollte, als ich den Film »Die Mumie« gesehen habe.

Das mystische Thema der Mumien, der Legenden und Sagen, ja das Unheimliche, das sich um die Pharaonen rankt, hat mich schon immer fasziniert.

Doch trotz der Mythen und Bemühungen, ein Reich aufzubauen, das die Zeit übersteht, nagt genau ebendiese Zeit daran.

Grabräuber haben die Gräber geplündert. Touristen trampeln achtlos auf den einstmals heiligen Tempeln herum und Wind und Wetter tun das Übrige, um das, was für die Ewigkeit gebaut war, dem Erdboden gleichzumachen. Alles zerfällt irgendwann und ist für immer verloren.

So wie die Zellen in unserem Kopf.

Parkinson – Pharao.

Der Fluch des Pharao – die Pechkrankheit.

Natürlich ist dieser Vergleich nur scherzhaft gemeint.

Tatsache ist aber, dass Forscher und Experten noch heute an der Auflösung von Rätseln arbeiten und nicht alles über die Ägyptischen Geheimnisse bekannt ist. So wie bei uns Menschen, die an Parkinson erkrankt sind.

Und so wie man irgendwann alle Geheimnisse um die Pharaonen lüften wird, wird man irgendwann auch eine Lösung für unser »Parki« Rätsel finden.

Irgendwann …

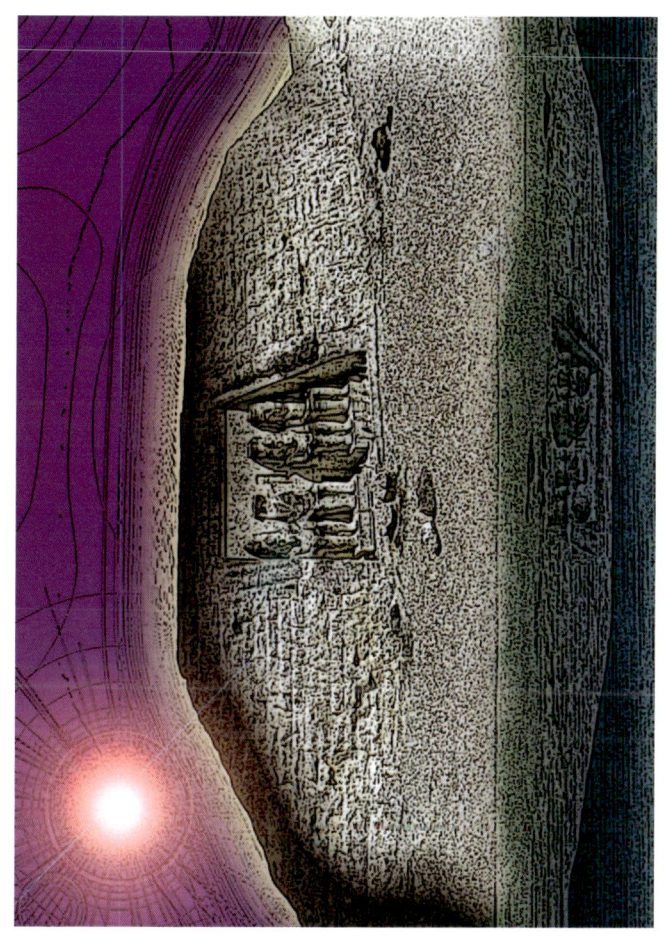

Bild 6

Bildtitel: Vergangene Zeiten
Bildart: Fotomontage
Aufnahmeort: Home-Office
Fertigungszeit: 20 Stunden

Basis für dieses Bild ist ein Home-Shooting. Die Person steht hinter einer milchigen Plexiglasscheibe und wird von hinten beleuchtet.

Die Idee kam mir, als ein Parkinsonkollege über seine Erfahrungen mit dem sogenannten »Freezing« erzählte. Gemeint ist das spontane Einfrieren von Bewegungen. Ein bekanntes Phänomen bei Parkinsonpatienten.

Er erzählte mir, dass er mitten auf der Straße, als er gerade zwischen zwei Absperrpollern durchgehen wollte, wie versteinert stehen geblieben ist. Weiter hat er mir berichtet, dass er sich fühlte, als sei er in einen Fluss eingebrochen und treibe unter einer Eisfläche im kalten Wasser dahin.

Gefangen und ohne die Möglichkeit, sich selbst zu befreien.

Gefangen und ohne eine Chance, die Gefahr rechtzeitig zu erkennen.

Gefangen in sich selbst.

Freezing kann dich jederzeit und überall erwischen.

So wie das Eis auf dem See unerwartet und spontan brechen kann.

Freezing ist gemein und hinterhältig, so wie die Krankheit an sich auch.

So wie es Schwimmwesten gibt, die vor dem Ertrinken retten, so gibt es Übungen, die einem aus dem Freezing befreien sollen.

Vor dem Einbrechen kann aber nichts schützen. Denn von dem Eis kommen wir »Parkis« nicht wieder herunter.

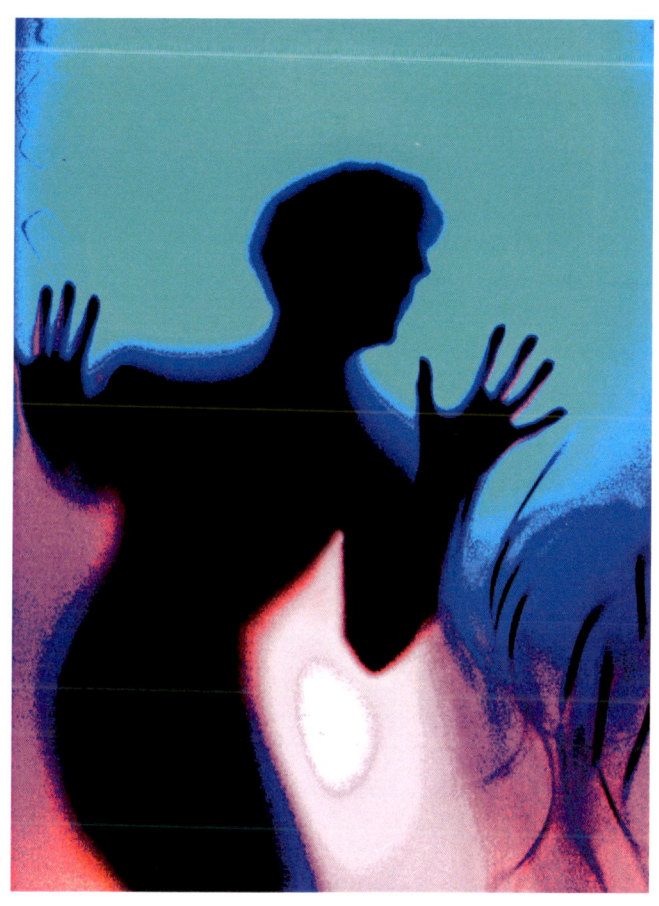

Bild 7

Bildtitel: Unter Eis
Bildart: digitale Verfremdung
Aufnahmeort: Home-Shooting
Fertigungszeit: 4 Stunden

Die Sonnenblume selbst habe ich in Pasing auf einem Feld aufgenommen, weil sie mir gut gefallen hat. Ich wusste bei der Aufnahme noch nicht, ob und wie sie jemals zum Einsatz kommen würde.

Zu Hause betrachtete ich mir das Bild genauer.

Ich fing an, an dem Bild herumzuexperimentieren und dann habe ich das Innere der Sonnenblume mit einem Strudel versehen, der sich immer schneller drehen sollte.

Doch eine Sonnenblume, deren Inneres sich in einen Strudel verwandelt, fand ich zu langweilig. Also habe ich noch einen schönen Wolkenhimmel dazugebaut.

Was sollte das Bild aussagen?

Die friedliche Sonnenblume sollte eine Aufgabe bekommen. Sie sollte die Hinterhältigkeit darstellen.

So schön und anmutig die Sonnenblume sich vom blauen Himmel abhebt, so gemein ist das, was sie im Schilde führt.

Denn durch ihren Strudel im Inneren schleudert sie plötzlich und ohne Vorwarnung unbekannte Brocken heraus, die sich auf dem ganzen Bild verteilen und am Ende alles bedecken werden.

Diese unbekannten Angreifer stellen die Zerstörung der Dopaminzellen dar, die am Ende auch nur als schwarz-graue Masse im Gehirn die Tätigkeit eingestellt haben.

Die Sonnenblume kann alles sein, die Umweltbelastung, das Mobiltelefon. Keiner kann es sagen.

Es gibt aber bestimmt einen Grund für die Erkrankung Parkinson.

Wir sehen ihn jeden Tag. Wir wissen es nur noch nicht.

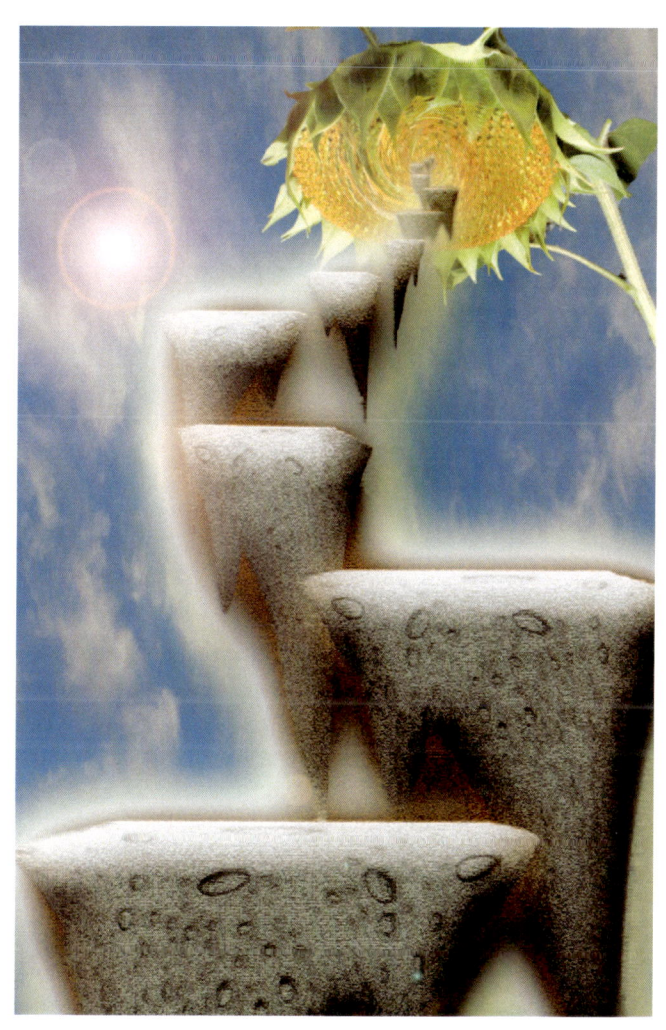

Bild 8

Bildtitel: Die Sonnenblume
Bildart: Fotomontage, digitale Verfremdung
Aufnahmeort: Pasing und Home-Office
Fertigungszeit: 6 Stunden

Abstrakt ist eine vollständige Computeranimation, die ohne jegliche Bilddatei entstanden ist.

Die Idee zu dem Bild kam mir, als ich im Schreibtraining war.

Fließende Linien, die ineinander verwischt sind. Dennoch sind sie recht klar zu erkennen.

Sie sind gleichmäßig fließend und doch ist jede anders verlaufend.

Im Hintergrund ist eine Art Rahmen zu erkennen. Ein Rahmen begrenzt etwas. Aber hier im Bild verlaufen die Linien, wie sie wollen, ohne den Rahmen zu berücksichtigen, ja nicht einmal zu beachten.

Der Rahmen soll den Rand des Machbaren zeigen. Doch diese Grenze wird nicht beachtet. Vollkommen ignoriert. Das ist genau das Gefühl, das ich hatte, als ich im Schreibtraining war.

Ich wollte Grenzen ignorieren, überschreiten. Die Grenze, die mich dazu zwang, in Mikroschrift zu schreiben. Ich wollte wieder groß und lesbar schreiben. Hierzu musste ich meine Grenzen überschreiten und wieder wie ein kleines Kind das üben, was »Parki« mir weggenommen hatte.

Und ich habe es geschafft, diese Grenze zu überwinden!

Aber der Weg war anstrengend. Tränen sind geflossen, die als roter Strom über das Bild fließen. Und ich habe diese Tränen immer wieder weggewischt. Aber der Strom der Tränen, vor Wut und Angst, ist lange nicht abgerissen. Darum ist der Strom breit und hat sich tief in den Untergrund eingegraben. Wie ein Fluss in sein Bett.

Doch Fleiß und Zuversicht haben am Ende gesiegt und über allem steht wieder eine geschwungene Handschrift.

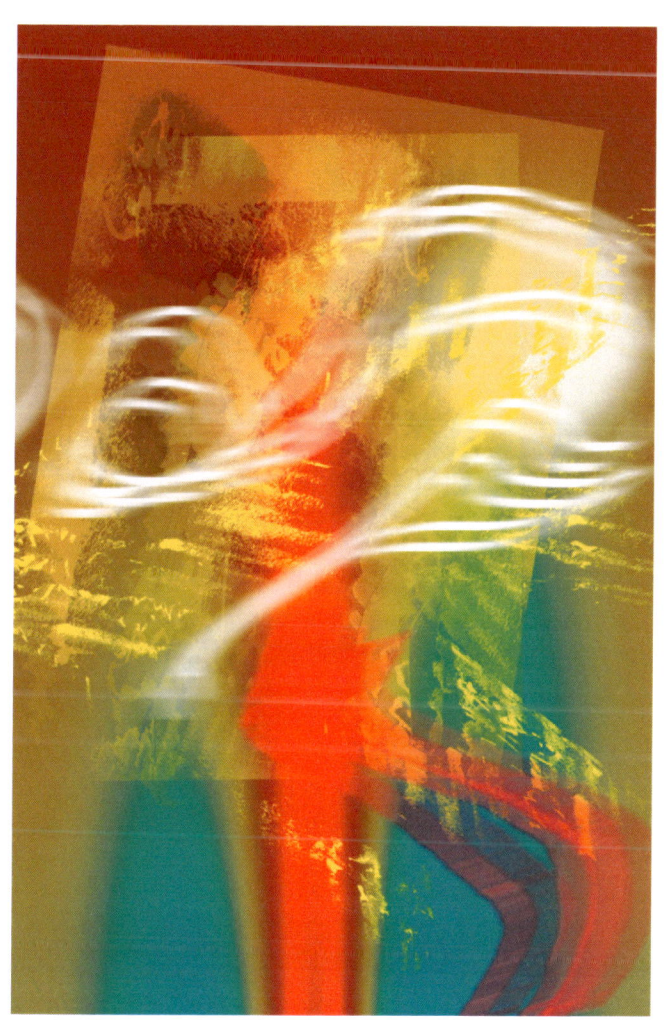

Bild 9

Bildtitel: Abstrakt
Bildart: Computeranimation
Aufnahmeort: –
Fertigungszeit: ca. 30 Stunden

137

*Die beiden Bilder, also die Sonnenblume und die Luft-
aufnahme von Dubai, stammen aus meinem privaten
Bildarchiv.*

*Die Sonnenblume habe ich bei einem Spaziergang
in Pasing entdeckt und sozusagen fotografisch mit-
genommen.*

*Die Luftaufnahme der Skyline von Dubai entstand
2011 bei einem Ausflug auf das Gebäude Burj Kalifa,
dem zurzeit höchsten Gebäude der Welt.*

*Ich wollte ein Bild entstehen lassen, das die Na-
türlichkeit und Schönheit dieser Pflanze (Sonnenblume) mit der gnadenlosen Umweltverschmutzung
(Dubai) kombiniert.*

*Nur am Rande möchte ich erwähnen, dass ich den
Einsatz von Klimageräten (und Heizpilzen) unter
freiem Himmel zumindest als zweifelhaft empfinde.*

Aber zurück zum Bild.

*Erinnert die Form der Komposition den Betrachter
nicht an einen Schädel? Die Samen der Blumen nicht
an die Schädeldecke des Kopfes?*

*Und daraus erwachsen die Superlative von Dubai.
Dir platzt der Kopf mit einer Million Gedanken. Der
Superlative. Du versuchst alles auf einmal zu machen.
Du hast unzählige Ideen, die du alle im gleichen Mo-
ment verwirklichen möchtest. Tausend Projekte und
tausend Baustellen zugleich.*

*Wie Dubai. Wo an jeder Ecke ein noch größeres,
tolleres, exklusiveres Projekt entsteht.*

*So fühle ich mich oft. Ich möchte alles auf einmal,
überziehe Dinge und übertreibe vieles und verliere
dabei oft den Blick für das Wesentliche.*

*»Die Insel« in meinem Kopf ist meine Kreativität.
Wie in Dubai wachse ich oft über mich selbst hinaus
und baue dabei aber nur auf Sand …*

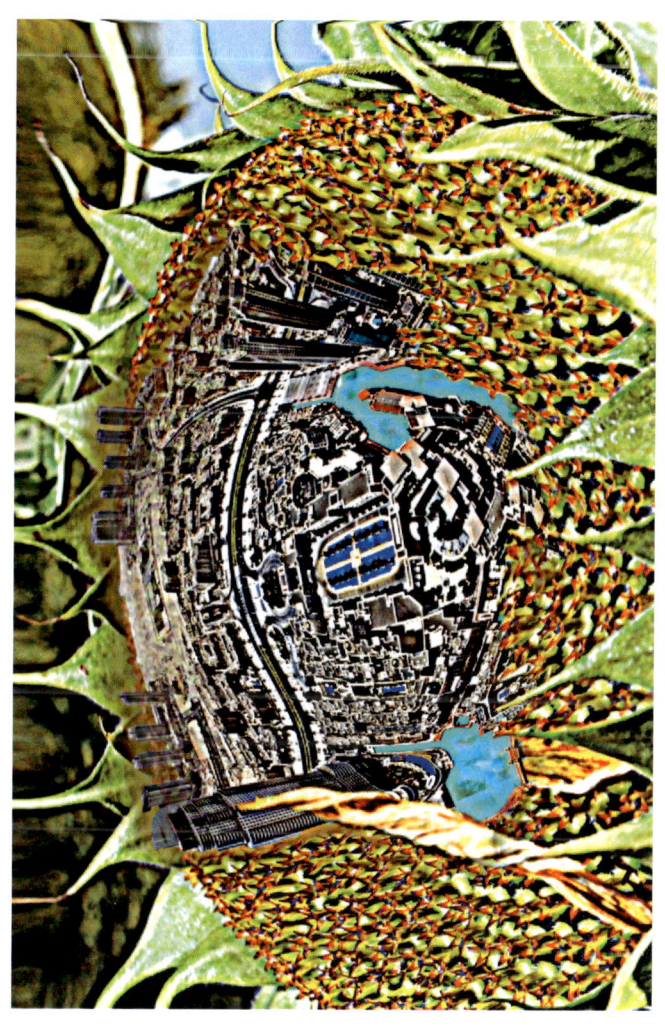

Bild 10

Bildtitel: Die Insel
Bildart: Fotomontage, digitale Verfremdung
Aufnahmeort: Pasing und Dubai
Fertigungszeit: 11 Stunden

Träume sind das Fenster zur Seele, so sagt man im Volksmund.

Die Grenzen zwischen Realität und Fantasie, zwischen Wollen und Können, ja zwischen Wunsch und Befürchtung verwischen, verschwimmen und verschieben sich, bis der Traum beendet ist.

Ich habe oft geträumt, als ich noch nicht erkrankt war. Viele schöne befreiende Träume.

Doch mit Fortschreiten der Krankheit, vielleicht auch durch die Medikamente, wurden die Träume immer seltener. Heute, zwei Jahre nach der Diagnose, träume ich so gut wie nicht mehr. Leider. Das Fenster zur Seele ist wohl für immer verschlossen worden.

Mit dem Bild skizziere ich meinen letzten Traum in die zukünftigen, traumlosen Nächte.

Die Fantasie hat es oft gut mit mir gemeint und mir oft erotische Träume geschenkt. So auch auf dem Bild.

Eine weibliche Gestalt wurde in meinen Traum getragen, die erotisch anmutend auf dem Weg liegt.

Ein Weg beginnt sich hinter der Gestalt abzuzeichnen, der mal schmaler, mal breiter um die Ecke führt, um dann unrealistisch verkehrtherum auszulaufen. Am Ende des Weges ist ein Turm zu erahnen, der, in Träumen ist alles erlaubt, auf dem Kopf steht.

In diesem fensterlosen Turm sind meine Träume gefangen. Die Fenster sind zugemauert worden durch Parkinson und seine Nebenerscheinungen.

Schade, denn Träume können sehr befreiend sein.

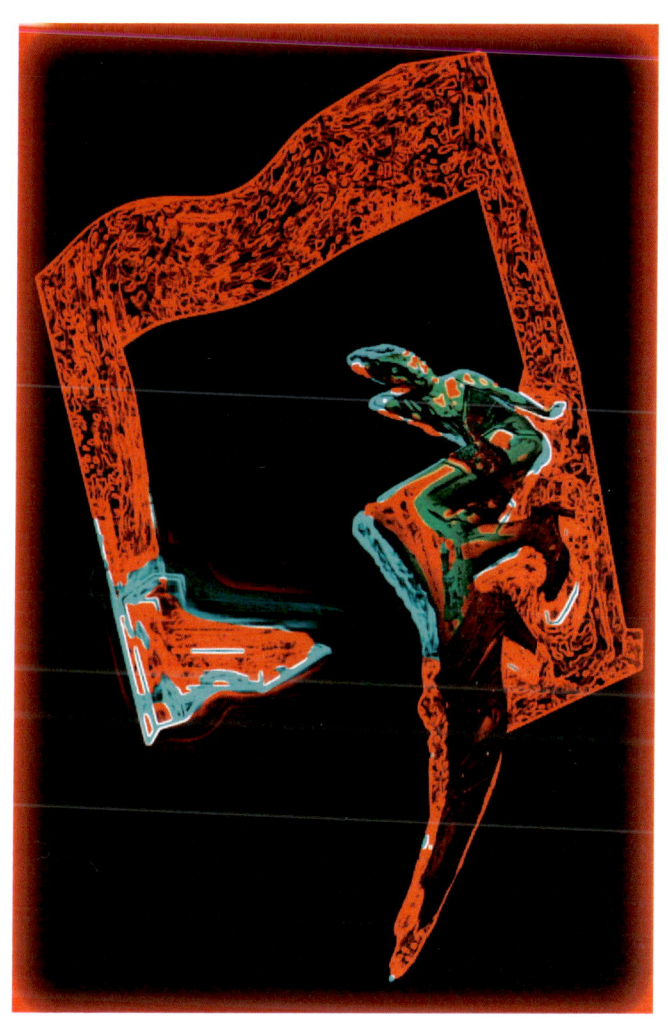

Bild 11

Bildtitel: Der Traum
Bildart: Fotocollage und PC-Malerei
Aufnahmeort: Home-Shooting
Fertigungszeit: 10 Stunden

Dieses Selbstporträt entstand an einem sonnigen Wintertag, als ich spazieren ging. Ich entdeckte die verlassenen Bahngleise und wusste sofort, dass ich daraus ein Bild machen möchte. Die digitale Verfremdung kam dann spontan bei der Betrachtung des Bildes am PC hinzu.

Der Weg ist das Ziel, so sagen meiner Meinung nach alle, die nicht wissen, wo sie hinwollen. Sonst würde man doch sagen: der Weg zum Ziel!

Mit diesem Bild möchte ich ausdrücken, dass wir nicht wissen, wohin uns unser Weg führen wird.

Wir können aber mitentscheiden, wohin der Weg geht, indem wir, im wahrsten Sinne des Wortes, die Weichen stellen.

Natürlich können wir auch aus den Gleisen springen, aber das ist ja bekanntlich nicht unbedingt ratsam, weil man da gerne einen Totalschaden erleidet. Da ist es meist besser, auf die nächste Weiche zu warten und mit gegebenenfalls großer Kraftanstrengung, die eingerostete Weiche zu bewegen.

Jeder Zug endet irgendwann auf dem Abstellgleis. Auch uns wird es irgendwann so gehen. Das ist unausweichlich.

Doch bis dahin haben wir viele Möglichkeiten.

Wir können eine lange Stecke von A nach B fahren. Wir können aber auch die Weichen so stellen, dass wir immer im Kreis fahren und nichts von der großen weiten Welt sehen werden.

Wir können einen Bummelzug nehmen oder einen ICE.

Egal für welche Strecke wir uns entscheiden und welchen Zug wir nehmen. Jeder sitzt in seinem eigenen Führerhaus und lenkt seinen eigenen Zug.

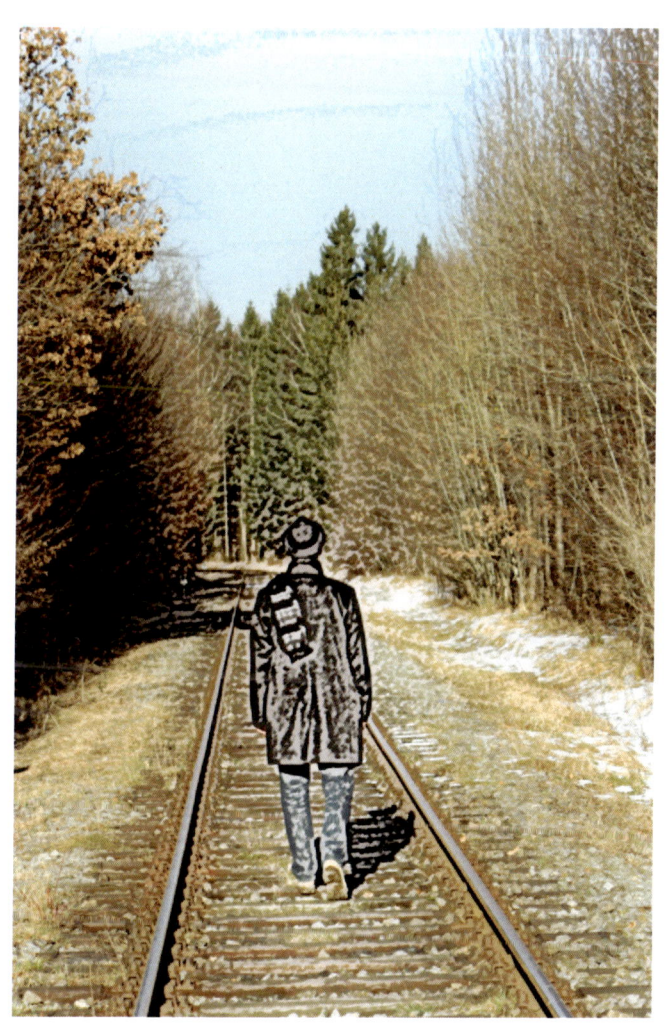

─────────────────────────────────────── **Bild 12**

Bildtitel: Der Weg
Bildart: digitale Verfremdung
Aufnahmeort: Germering bei München
Fertigungszeit: 3 Stunden

Nachwort

Diese Erzählung beruht auf einer wahren Geschichte. Ähnlichkeiten mit lebenden Personen
sind durchaus möglich und auch gewünscht. Die
Namen von Personen sind frei erfunden.

Danksagung

Viele Menschen vergessen oft, einmal DANKE zu sagen. Darum möchte ich die Gelegenheit an dieser Stelle nutzen und den Menschen, denen ich aus den verschiedensten Gründen dankbar bin, ganz offiziell einmal DANKE sagen. Ich weiß, dass es nicht möglich ist, alle zu nennen, denn dafür müsste ich ein zweites Buch schreiben.

Ich versuche aber dennoch, keinen zu vergessen.

Mein Dank geht an:

meine Frau Monika,

meine Söhne Sebastian, Florian und Moritz,

meine Eltern und Schwiegereltern, sowie meine ganze Verwandtschaft und all meine Freunde.

Danke an das Team der Schön Klinik, die Renault'ler, den Parki-Stammtisch, den Karatekas, den Kermeß Wahnsinn und alle Sponsoren, die mich unterstützt haben.

Mein besonderer Dank geht an meine Verlegerin Christine Praml, die von der ersten Sekunde an mich und dieses Buch geglaubt hat. Ohne sie wäre dieses Buch vermutlich nicht entstanden!

Abschließend möchte ich mich bei allen Freunden und Bekannten bedanken, die mich seit Jahren ertragen.

Danke an alle, die dieses Buch gekauft haben und ihren persönlichen Nutzen daraus gezogen haben!

Warnhinweis

Dieses Buch ist kein medizinisches Buch. Informationen zu Therapien und Medikamenten sowie deren Nebenwirkungen erheben keinen Anspruch auf Richtigkeit.

Zu Risiken und Nebenwirkungen befragen Sie bitte Ihren Arzt oder Apotheker!

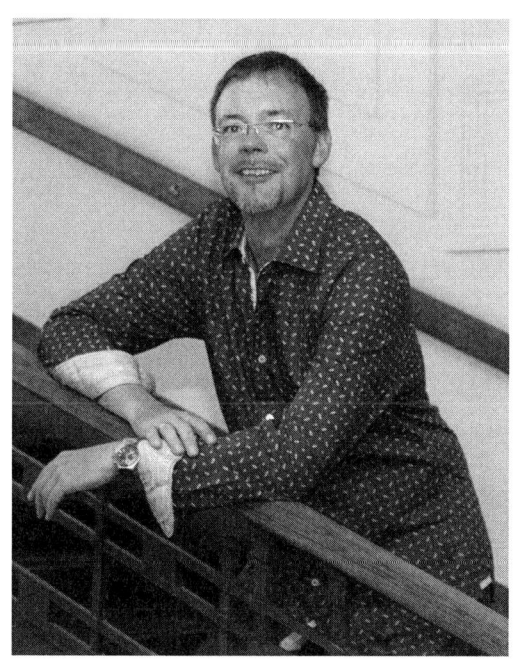

Gerhard Schumann wurde 1967 in München geboren. Durch seinen Großvater entdeckte er bereits im Alter von vier Jahren die Liebe zur Fotografie. Seit einigen Jahren betreibt er die künstlerische Fotografie, mit Schwerpunkt Fotoshooting, gewerblich.

Mit 42 Jahren erkrankte er an Morbus Parkinson und seitdem engagiert er sich mit Bilderausstellungen und sozialen Engagements, für die Akzeptanz von Behinderten in der Öffentlichkeit. Auch sein Buch **»Parkinson – Leben mit der Pechkrankheit«** soll dazu beitragen.

Das Schreiben ist für Gerhard Schumann Therapie und Freude zugleich. Und dieses Buch wird nicht das Letzte sein, verspricht er.

Homepage von Gerhard Schumann:
www.bildermann11.de

E-Mail:
parkinsonbuch@web.de

Lou Paget

Der perfekte Orgasmus

Höhepunkte zum Abheben

Aus dem Amerikanischen
von Beate Gorman

GOLDMANN

Dieses Buch wurde geschrieben, um zu informieren, zu lehren und das Bewusstsein zu erweitern. Sie müssen jedoch selbst entscheiden, ob die in diesem Buch beschriebenen Techniken für Sie geeignet sind, denn nur Sie kennen Ihren Körper und den Ihres Partners gut genug dazu. Dieses Buch ist kein Ersatz für eine Ehe- oder Partnerschaftsberatung.
Keiner der Verfasser oder Herausgeber dieses Buches ist Arzt, Psychologe oder Sexualtherapeut, aber es wurden natürlich zu bestimmten Fragen und Themen die entsprechenden Experten konsultiert. Lassen Sie sich auf jeden Fall von Ihrem Arzt beraten, wenn Sie unter einer Krankheit leiden, die anstrengende oder aufregende sexuelle Aktivitäten ausschließt. Sie sollten Ihren Arzt oder einen Sexualtherapeuten auch fragen, bevor Sie eine Ihnen unbekannte Technik ausprobieren; andernfalls geschieht dies auf eigenes Risiko.
Weder die Autorin noch der Verlag sind gegenüber Personen oder Gesellschaften für tatsächlichen oder angeblichen Verlust, Schaden, Verletzung oder Leiden haftbar, die direkt oder indirekt durch die Informationen oder das Fehlen von Informationen in diesem Buch verursacht werden.

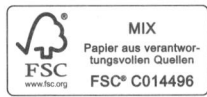

MIX
Papier aus verantwortungsvollen Quellen
FSC
www.fsc.org
FSC® C014496

Verlagsgruppe Random House FSC-DEU-0100
Das für dieses Buch verwendete FSC®-zertifizierte Papier *Classic 95*
liefert Stora Enso, Finnland.

1. Auflage
Neuveröffentlichung Februar 2013
Erstmals auf Deutsch erschienen 2001 unter dem Titel *Der Super-Orgasmus.*
© 2001/2013 der deutschsprachigen Ausgabe
Wilhelm Goldmann Verlag, München,
in der Verlagsgruppe Random House GmbH
© 2001 Lou Paget
Originaltitel: The Big O
Originalverlag: Broadway Books, New York
Umschlaggestaltung: Uno Werbeagentur, München
Umschlagfoto: © Edvard March/Corbis
Redaktion: Dagmar Rosenberger
Satz: Martin Strohkendl, Uhl + Massopust, Aalen
Druck und Bindung: GGP Media GmbH, Pößneck
KW · Herstellung: IH
Printed in Germany
ISBN 978-3-442-17367-9

www.goldmann-verlag.de